同济大学本科教材出版基金资助

老年慢性心力衰竭患者跨文化
自我管理激励模式的理论与实践

彭幼清　主　编

U0332622

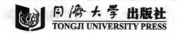
同济大学 出版社
TONGJI UNIVERSITY PRESS

内 容 提 要

本书内容涉及对不同种族、不同语言、不同习俗老年慢性心力衰竭患者跨文化目标激励自我管理方法,融理论性和实用性于一体,既便于读者把握理论要点,又提供可操作性借鉴。主要读者对象为关注临床护理专业的人群。

图书在版编目(CIP)数据

老年慢性心力衰竭患者跨文化自我管理激励模式的理论与实践 / 彭幼清主编. —上海:同济大学出版社,2019.10
ISBN 978-7-5608-8604-6

Ⅰ.①老… Ⅱ.①彭… Ⅲ.①心力衰竭－护理学
Ⅳ.①R473.54

中国版本图书馆 CIP 数据核字(2019)第 128234 号

老年慢性心力衰竭患者跨文化自我管理激励模式的理论与实践
彭幼清 主编

责任编辑 赵 黎　　　**助理编辑** 朱涧超　　　**责任校对** 徐逢乔　　　**封面设计** 陈益平

出版发行　同济大学出版社　　　www.tongjipress.com.cn
　　　　　(地址:上海市四平路 1239 号　邮编:200092　电话:021-65985622)
经　　销　全国各地新华书店
排　　版　南京月叶图文制作有限公司
印　　刷　常熟市大宏印刷有限公司
开　　本　787 mm×1092 mm　1/16
印　　张　7.75
字　　数　193 000
版　　次　2019 年 10 月第 1 版　　　2019 年 10 月第 1 次印刷
书　　号　ISBN 978-7-5608-8604-6

定　　价　38.00 元

编委会名单

主　编　彭幼清

副主编　郭海燕　金园园

编　者　彭幼清　同济大学附属东方医院

　　　　郭海燕　同济大学附属东方医院

　　　　金园园　美国威斯康辛麦迪逊大学

　　　　李涤凡　同济大学医学院

　　　　荣晓珊　同济大学医学院

　　　　王怡君　同济大学附属东方医院

　　　　屠　庆　同济大学附属东方医院

　　　　朱　艳　同济大学附属东方医院

　　　　马　文　同济大学附属东方医院

　　　　王晓虹　同济大学附属东方医院

　　　　张玉萍　同济大学附属东方医院

　　　　杨智蕴　同济大学附属东方医院

　　　　吕　萍　同济大学附属东方医院

前　　言

　　心力衰竭是各种心血管疾病的最终归宿，临床以慢性心力衰竭（简称慢性心衰）居多。慢性心衰以其高发病率、高病死率以及高再住院率给家庭和社会带来沉重负担。国内外心力衰竭指南均强调，良好持续的自我管理行为可避免慢性心衰的诱因及危险因素，改善患者的生活方式，有效减缓病情加重。自我管理有三大任务：疾病医学管理、日常生活管理以及情绪和认知管理。研究揭示，中国慢性心衰患者自我管理水平总体处于偏低水平，且影响自我管理水平的因素是多方面的，如性别、年龄、宗教信仰、文化程度、动机、信念和社会支持等。如何针对影响患者自我管理水平的因素进行个性化的自我管理是亟待解决的临床问题。

　　本书包括两部分：第一部分概述跨文化自我管理激励模式的理论基础、内容和实施步骤。第二部分通过具体临床案例，从疾病医学管理、日常生活管理及情绪和认知管理三方面，运用跨文化自我管理激励模式的干预方法，对案例中患者进行生理、心理、社会、文化的评估，诊断其存在的自我管理问题，设定其自我管理的目标，制订计划并实施，最后进行评价，以帮助患者实施个性化的自我管理。

　　慢性心衰患者的自我管理是近年来编者在积极推广的临床实践，望护理界同仁不断地总结经验，进一步挖掘跨文化护理对患者进行自我管理行为的提升，完善不同文化背景慢性心衰患者个性化自我管理的内容及形式，为自我管理模式开辟新思维,探索新路径。

致谢国家自然科学基金项目(71473178)课题组、上海浦东番茄树心脏健康关爱中心、上海市健康产业发展促进协会慢病管理专委会(CDMS)为本书提供的临床慢性心衰患者的跨文化自我管理激励案例。

最后,由衷地感谢护理界同仁的大力支持和帮助,本书如有疏漏和不足之处,恳请广大读者批评指正!

同济大学附属东方医院 彭幼清

2019 年 6 月

目　录

第一章

老年慢性心力衰竭患者跨文化自我管理激励模式的理论概述

第一节　老年慢性心力衰竭概述

一、定义及流行病学特征

心力衰竭(heart failure，HF，简称心衰)，是由于心脏结构和(或)功能异常引起静息或负荷时心输出量减少和(或)心腔内压力增高，从而导致的一种临床综合征。在原有慢性心脏疾病基础上逐渐出现心衰症状、体征的为慢性心力衰竭(chronic heart failure，CHF)。

随着社会经济的发展和人们生活水平的提高以及生活方式和饮食结构的改变，中国心血管疾病(Cardiovascular disease，CVD)的发病率和死亡率均有明显增加的趋势。心衰作为各种心脏病发展的严重阶段，正在成为21世纪最重要的心血管病。心衰是各种心血管疾病的最终归宿且临床以CHF居多，其特点是死亡率高、再入院率高以及生活质量逐渐下降。

近年来，随着医学科技不断发展，药品种类不断更新，防治手段不断完善，CHF在治疗领域有了较大的进展，但CHF患者的预后仍然很差。CHF以其高住院率、高再入院率及高病死率给卫生保障系统带来沉重负担。据美国心脏协会(American Hart Association，AHA)报告显示，美国每年花费在心衰患者上的总费用高达400亿美元，心衰患者30 d的标化危险死亡率和再入院率分别为10.8%和24.5%，美国心脏协会2016年的数据还显示，接近一半的心衰患者5年内会死亡。国外其他研究显示，心衰患者3~6个月内的再入院率为27%~50%，6个月的联合再入院或死亡率为41.2%~52.8%，而1年的全因死亡率高达30%，提示预后很差。据国内研究数据显示，心衰患者出院后1年内因心功能不全再住院率为58.4%，重症心衰患者在确诊后第1年内全因死亡率超过20%。中国50家医院住院病例调查显示，CHF住院率占同期心血管病的20%，但病死率却达40%。

根据联合国老龄问题世界大会提出的老龄化标准，如一个国家60岁以上人口占到10%或65岁以上占到7%，即可视为进入老龄化社会。据2017年《中国统计年鉴》显示，60岁及以上人口为1.93亿，占总人口16.7%，其中65岁及以上人口为1.26亿，占总人口10.85%。中国已经进入并将长期处于老龄社会，成为世界上老年人口最多的国家。

多项研究资料显示，老年CHF的患病情况更不容乐观。国外调查显示，CHF是导致65岁以上人群住院的最常见的原因。日本一项纳入11个地区共2 685名心衰患者的研究发现心衰患者平均年龄为74岁，并且有56%的心衰患者的年龄在75岁以上。2017年《中国心血管病报告》显示，中国心血管病患病人数为2.9亿，其中心衰450万，心衰患病率随着年龄增高显著上升。研究结果显示，随着年龄增高，心衰患病率明显上升，60~70岁患者占

39.2%,70～80 岁及以上占 60.8%。另有文献报道,老年患者占同期 CHF 住院总病例的 68.8%。

　　CHF 是疾病逐步发展的过程,引起心肌结构缺陷和功能异常,导致心衰症状,甚至死亡。CHF 具有易复发和预后差的特征,导致患者住院频繁、生活质量下降和死亡风险增加。CHF 的主要患病人群为老年人,随着全球老龄化进程的加快,老年 CHF 患者受到越来越多的关注。此外,CHF 给患者家庭带来沉重的照护负担和经济负担,导致政府医疗财政支出明显增加,已成为一项重大的全球性的公共健康问题。

二、发病机制、病因和诱因

　　心肌病理性重构为心衰的主要发病机制之一,导致心衰进展的两个关键过程,一是心肌损伤、死亡的发生,如急性心肌梗死(AMI)、重症心肌炎等,二是神经内分泌系统过度激活所导致的系统反应,其中交感神经系统和肾素—血管紧张素—醛固酮系统(RAAS)过度兴奋起着主要作用。

　　2016 年欧洲心脏学会(ESC)发表的《急慢性心衰诊断和治疗指南》、2013 年美国心脏病学会基金会(ACCF)和美国心脏协会(AHA)联合发表的《2013ACCF/AHA 心衰管理指南》及 2014 年中华医学会心血管病学分会发表的《中国心衰诊断和治疗指南》均提出:CHF 发生的主要原因是高血压、冠心病、心肌病、心脏瓣膜病等以及不良的生活方式。心衰诱因主要为感染,特别是呼吸道感染,以及心律失常、生活方式改变、医源性因素、心肌缺血、高血压急症等。

三、分级、分期和临床表现

(一) 分级

　　目前临床上主要采用美国纽约心脏病学会(NYHA)提出的心功能分级方案。该方案主要是根据诱发心衰症状的活动程度,将心功能的受损状况划分为四级:

　　Ⅰ级:活动不受限。日常体力活动不引起疲乏、心悸、呼吸困难等症状。

　　Ⅱ级(轻度心衰):活动轻度受限。休息时无自觉症状,日常活动可出现疲乏、心悸、呼吸困难等症状。

　　Ⅲ级(中度心衰):活动明显受限。休息时可无症状,轻于日常活动即引起疲乏、心悸、呼吸困难等症状。

　　Ⅳ级(重度心衰):休息时也出现心衰症状,体力活动后加重。任何体力活动均会引起不适。

(二) 分期

　　根据心衰发生发展的过程,可分成前心衰期(A)、前临床心衰期(B)、临床心衰期(C)和难治性终末期心衰期(D)4个阶段：

A(前心衰期)：患者为心衰的高发危险人群，尚无心脏结构或功能异常，也无心衰的症状和(或)体征。

B(前临床心衰期)：患者从无心衰的症状和(或)体征，但已发展成结构性心脏病。

C(临床心衰期)：患者已有基础的结构性心脏病，以往或目前有心衰的症状和(或)体征。

D(难治性终末期心衰期)：患者有进行性结构性心脏病，虽经积极的内科治疗，休息时仍有症状，且需特殊干预。

(三)临床表现

(1)左心衰竭　劳力性呼吸困难、夜间阵发性呼吸困难或端坐呼吸；咳嗽、咳痰常发生于夜间，在坐位或立位时消失；伴有疲倦、乏力、头晕、心悸等症状。

(2)右心衰竭　消化道症状，如腹胀、恶心等；水肿，特别是身体最低部位的水肿如脚踝、胫前水肿等症状。

(3)各基础疾病的相关症状　如心绞痛、胸闷等症状。

第二节　慢性心力衰竭患者自我管理概述

一、定义

自我管理是个体管理自身疾病症状、安全合理用药、减少心理和生理状况以及为适应慢性病状态而做出固有生活方式改变的能力。它强调了人在应对疾病过程中主观能动性的发挥,人是行为的主体,任何人只要不是病态的,完全有评价和管理自己的能力。

二、内容和特点

自我管理起源于心理行为治疗领域,在长期实践过程中心理学家们发现患者自身可在行为改变及健康促进的过程中发挥重要的作用,逐渐形成了患者主动进行自我管理行为的趋势。20世纪70年代中期,美国俄亥俄大学心理学系 Creer 教授与其同事首先将自我管理模式引入儿童哮喘项目中。随后,不少学者对不同患者的自我管理进行了深入研究,20世纪90年代,美国斯坦福大学 Lorig 首创慢性病自我管理项目,该项目注重慢性病患者自我管理能力的提高,强调患者在疾病管理中的作用,以患者自身感受为依据进行目标管理,做好疾病、角色和情绪的管理,以维持机体的平衡。慢性病患者自我管理主要分为三方面:①疾病管理,是指患者管理自身疾病的能力,如服药、低盐饮食、适度锻炼、自我监测。②角色管理,是指患者在工作、家庭和朋友中保持新的角色,继续正常生活。如由于疾病引起的功能受限,使患者原有的生存状态被打乱,患者进行角色调整以适应病情的需要。③情绪管理,是指患者能够处理和应对疾病所带来的各种负性情绪,如愤怒、恐惧、悲伤和抑郁等。自我管理主要涵盖了饮食、运动、药物、自我监测、心理及社会适应等内容。WHO 报道以及大量循证研究证实,有效的治疗、自我管理支持和定期随访是慢性病保健的三个重要因素。

美国斯坦福大学病人教育研究中心的慢性病自我管理项目(chronic disease self-management program, CDSMP)是以自我效能理论为理论框架进行设计,通过一系列措施,着重提高病人管理疾病的自信心,通过行为改善和情绪控制,最终改善病人的健康状况,提高生活质量。自我管理项目在自我效能、自我行为管理、健康结局和卫生资源利用等方面都有比较满意的效果。目前,慢性病自我管理项目已经在许多国家推广开来,在美国、英国、澳大利亚等发达国家自我管理方法应用于慢性病的预防与控制已有20多年的历史。美国、英国等已将慢性病自我管理健康教育项目作为一种常规的社区服务,由政府出资提供给愿意参加的患者和家属。

CHF 自我管理要求患者在应对心衰过程中以自身为主体,积极主动地采取一系列自我调节行为控制 CHF 疾病的影响,包括掌握疾病知识,管理症状、治疗、生理和心理变化,以及做出生活方式改变。研究显示,良好持续的自我管理行为水平可以改善 CHF 患者的生活方式,促进健康行为,避免 CHF 的诱因以及危险因素,促进患者疾病的认知水平及依从性,有效地防止或减缓 CHF 病情的加重,从而降低医疗费用及卫生资源的使用。

三、策略

一般认为,有效的 CHF 自我管理策略应具备以下特点:着眼于患者感知的需求;除疾病管理外,还应注重对患者情绪和社会功能的管理;增加患者的自我效能感,提高其管理疾病的信心与能力;患者与医护人员形成良好的沟通和合作关系,其中更强调患者的积极性和主动性,共同管理疾病。

CHF 自我管理策略主要包括下列几种形式:①教育和信息。对患者进行健康教育,为患者提供疾病信息。②动机访谈。患者与医护人员共同探讨行为改变的利弊并做出决定。③同伴支持。有着相同兴趣的患者组成团体,共同开展活动,如运动、营养、生活技能训练等。④特定组织举办的活动。如由哮喘病基金会举办的活动。⑤由非专业人士指导的自我管理项目。指由有相同患病经历的患者和照护者提供指导。⑥健康日志。帮助患者监测其健康状况,及时记录管理信息。

第三节　老年慢性心力衰竭患者跨文化自我管理激励模式概述

一、相关理论

（一）跨文化护理理论

跨文化护理(transcultural nursing，TCN，又称为多元文化护理)理论由美国护理专家马德莱娜·莱宁格(Madeleine Leininger)博士在 20 世纪 60 年代提出。理论来源于其对文化和护理的潜在关系的研究，通过创造性思维和对自己过去作为护理专业人员的经历总结，以及对人类学的相关知识的洞悉而建立。该理论的特征是注重不同文化背景患者之间的需求及表达的共性及差异性，以患者健康为中心，从全方位多角度满足其生理、心理及社会文化护理需求。莱宁格理论框架即"日升模式"(图 1)，将多元文化分为 4 个层次，前 3 层为实施文化评估提供了相关的知识基础，第 4 层为提供与患者文化相一致的护理照顾提供了具体的方法。

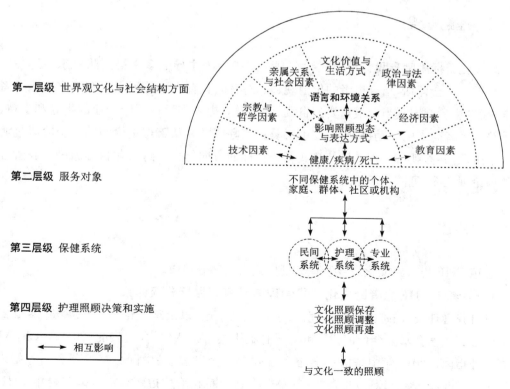

图 1　日升模式图

（二）过程型激励理论

过程型激励理论是以人的心理过程和行为过程相互作用的动态系统为研究对象的激励理论，其着重研究人从动机产生到采取行动的心理过程。过程型激励理论从连接需要和行为结果的中间心理过程入手，研究人的动机形成和行为目标的选择，其主要任务是找出对行为起决定作用的某些关键因素，厘清它们之间的相互关系，以达到预测和控制人的行为的目的。过程型激励理论主要有：弗鲁姆的期望理论、洛克的目标设置理论、亚当斯的公平理论等。这类理论表明，要使员工出现企业期望的行为，须在员工的行为与员工需要的满足之间建立起必要的联系。本研究将管理学过程型激励理论中的期望理论和目标设置理论应用于老年CHF患者的自我管理过程中，在患者进行生活方式改变的行为与患者需要的满足之间建立起某种联系，促进患者实现自我管理目标。

（三）跨理论模型

跨理论模型源于心理治疗和行为改变中的主流理论的比较分析，最初是从研究戒烟过程中发展而来的。跨理论模型的内容分架构分为四大部分：变化阶段、变化过程、自我效能和决策平衡。跨理论模型的四个组成部分结合了三个维度的变化：变化阶段、变化过程和变化水平。通过变化阶段反映人们在何时产生行为改变；通过变化过程体现人们的行为改变过程；通过贯穿于变化阶段和变化过程中的自我效能和决策平衡反映影响人们行为改变的因素，这些因素体现了不同的变化水平。

二、理论框架

跨文化目标激励自我管理模式旨在基于以护士为主导的多学科团队对患者进行的生理—心理—社会评估，结合患者的价值观、宗教信仰、教育水平等因素以及其家庭照顾者的需求，指导患者制定其当前最重要的自我管理目标，提供多学科团队专业的指导和支持，并给予符合患者需求的激励措施，促使患者及其家庭照顾者从跨理论模型的一个阶段过渡到下一个阶段，共同朝着实现并维持自我管理目标的方向努力。跨文化目标激励自我管理模式的理论框架图，见图2所示。

三、内容

老年CHF患者跨文化自我管理激励模式由两部分组成。

（一）老年CHF患者跨文化自我管理激励模式目标分级体系

以自我管理模式、跨文化护理理论、过程激励理论，以及跨理论模型为指导，参照2013年美国心脏病学会基金会（ACCF）和美国心脏协会（AHA）联合发表的《2013ACCF/AHA心衰管理指南》、2014年中华医学会心血管病学分会发表的《中国心衰诊断和治疗指南》、2016年欧洲心脏学会（ESC）发表的《急慢性心衰诊断和治疗指南》，初步拟定老年CHF患

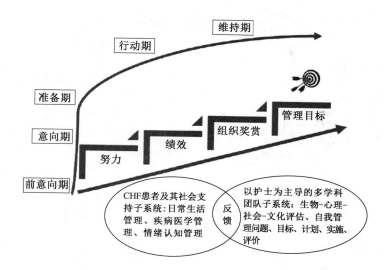

图 2　跨文化目标激励自我管理模式的理论框架

者自我管理激励模式的目标框架。采用德尔菲法,向15名专家对拟定的目标框架条目进行两轮问卷咨询,获得专家的一致性意见,完成包含3个一级条目、9个二级条目和52个三级条目的老年 CHF 患者自我管理激励模式的目标分级体系的构建。

(二)老年 CHF 患者跨文化自我管理激励模式的内容体系

1. 老年 CHF 患者跨文化自我管理激励模式的内容指导手册构建

在老年 CHF 患者跨文化自我管理激励模式目标体系基础上,结合干预实施步骤及具体案例分析,形成最终版的《老年 CHF 患者跨文化自我管理目标激励指导手册(患者版)》和《老年 CHF 患者跨文化自我管理激励模式构建及其临床应用指导手册(护士版)》。

2. 老年 CHF 患者跨文化自我管理激励模式的实施

(1)老年 CHF 患者跨文化自我管理激励模式发展机制

老年 CHF 患者跨文化自我管理激励模式的发展机制主要包括:"患者及其社会支持"子系统方面,利用个人努力—个人绩效—组织奖赏—个人目标的激励机制,激励引导患者实现既定目标,挑战更高目标,增强自我效能,从而提高并维持较高的自我管理水平。此外,以"护士为主导的多学科团队合作"子系统方面,多学科团队与患者共同制定自我管理目标,参与组织奖赏,激励患者实现自我管理目标。老年 CHF 患者跨文化自我管理激励模式示意图如图3所示。

(2)老年 CHF 患者跨文化自我管理激励模式实施步骤

① 评估:在传统自我管理方案评估 CHF 患者疾病的症状和体征的基础上,另需评估:患者的社会支持、焦虑、抑郁等心理状况;患者的生活意愿、需求、动机及信念;患者的文化因素(患者世界观、民族、文化价值、信念及生活方式、宗教信仰、受教育水平、经济水平等)。

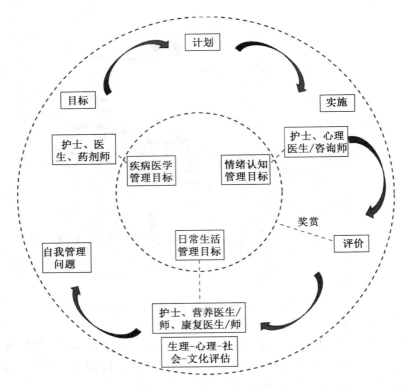

图3 老年 CHF 患者跨文化自我管理激励模式

② 诊断：即在传统自我管理任务（日常生活管理、疾病医学管理、情绪和认知管理三大方面）的基础上，依据构建的老年 CHF 患者跨文化自我管理激励模式目标分级体系，运用层次分析法，建立相应的层次结构模型（图4）和两两比较的判断矩阵（表1），并按照 Excel 表格中既定的公式［采用方根法对各个判断矩阵进行规范化处理，其中，$w_i T = \sqrt[n]{a_{i1} \, a_{i2} \cdots a_{in}}$。计算 $\lambda_{max} = \dfrac{1}{n} \sum\limits_{i=1}^{n} \dfrac{(AW)i}{w_i}$ 作为最大特征值的近似值，$(AW)i$ 表示 AW 的第 i

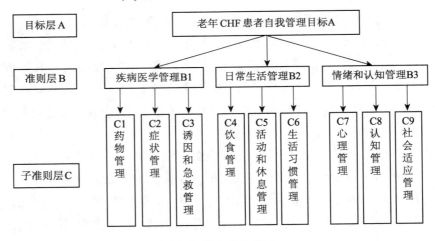

图4 层次结构模型

个分量。$CR = CI/RI$，式中：CI 为判断矩阵一致性指标，$CI = (\lambda_{max} - n)/(n-1)$，$\lambda_{max}$ 为最大特征值，n 为判断矩阵阶数；RI 为判断矩阵的平均一致性指标]进行权重的计算和一致性检验(表2)，进而合成各个影响因素对自我管理目标的综合评价权重。运用 SWOT 分析法(图5)，即态势分析法，将与 CHF 患者密切相关的各种主要内部优势(strength)、劣势(weakness)和外部的机会(opportunity)、威胁(threats)等，通过调查列举出来，并依照矩阵形式排列，然后用系统分析的思想，把各种因素相互匹配，加以分析，从而协助患者主客观相结合地进行自我管理目标的两两比较，从而明确患者当前自我管理目标的优先级。按照跨理论模型，明确患者当前行为所处的阶段，如前意向阶段、意向阶段、准备阶段、行动阶段和维持阶段，见附录。

表 1　判断矩阵标度及其含义

标度	含义
1	表示一个因素与另一个因素相比具有相同的重要性
3	表示一个因素与另一个因素相比稍微重要
5	表示一个因素与另一个因素相比一般重要
7	表示一个因素与另一个因素相比相当重要
9	表示一个因素与另一个因素相比极端重要
2,4,6,8	上述两相邻判断的中值
倒数	因素 i 与 j 比较得判断 b_{ij}，则因素 j 与 i 比较得判断 $b_{ji} = 1/b_{ij}$

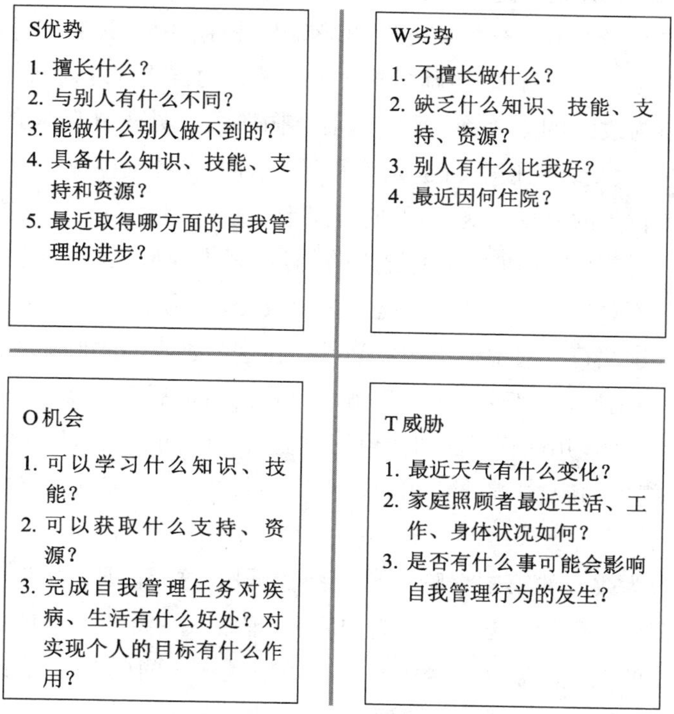

S优势

1. 擅长什么？
2. 与别人有什么不同？
3. 能做什么别人做不到的？
4. 具备什么知识、技能、支持和资源？
5. 最近取得哪方面的自我管理的进步？

W劣势

1. 不擅长做什么？
2. 缺乏什么知识、技能、支持、资源？
3. 别人有什么比我好？
4. 最近因何住院？

O机会

1. 可以学习什么知识、技能？
2. 可以获取什么支持、资源？
3. 完成自我管理任务对疾病、生活有什么好处？对实现个人的目标有什么作用？

T威胁

1. 最近天气有什么变化？
2. 家庭照顾者最近生活、工作、身体状况如何？
3. 是否有什么事可能会影响自我管理行为的发生？

图 5　CHF 患者自我管理任务的 SWOT 分析示意图

表2 平均一致性指标

矩阵阶数	1	2	3	4	5	6	7	8	9	10
RI	0	0	0.52	0.89	1.12	1.26	1.36	1.41	1.46	1.49

③ 计划：即在传统自我管理计划的基础上结合患者需求和激励措施,在共性自我管理指导内容手册中提取个性化的自我管理计划。为患者发放个性化的心衰自我管理日志本,指导患者记录每日症状和体征以及每日服药情况,发放针对患者目标的自我管理健康教育手册。按照过程激励理论中的期望理论(个人努力、个人绩效、组织奖赏、个人目标)和目标设置理论,与患者签署"跨文化目标激励自我管理承诺书",承诺患者若达到阶段目标,将给予满足其需求的组织奖赏并晋级下一阶段目标,如从意向期晋级到准备期,准备期晋级到行动期,行动期晋级到维持期等。可给予物质或精神奖赏,物质奖赏可赠送患者体重计、血压计、拐杖椅、智能服药提醒器、心衰自我管理包(控油壶、控盐勺、BMI指示卡、2016中国膳食金字塔、药物管理盒、皮尺、带刻度的水杯、量杯)、免费门诊体检等;精神奖赏可为患者举办同伴支持小组活动,为患者提供与病友分享自己自我管理目标实现历程的机会与平台,既能满足这些患者帮助服务他人的精神层面的需求、增加个体对自我管理阶段性成功的体验,又能为其他患者树立榜样作用、增加替代性经验,不断提高自我效能。若达到目标(已经处在维持阶段),则给予物质或精神奖赏,同时引导患者进入下一个新的目标。若未达到目标,则分析原因,重新评估或适当调整目标。

④ 实施：即在传统自我管理实施方案的基础上,根据评估、诊断和计划的结果,结合患者的意愿、需求、文化因素、目标和激励措施实施个性化的自我管理计划。

若患者处于行为改变的第一个阶段,即前意向阶段。处于此阶段的患者没有准备改变,并且不认可需要改变。他们通常被认为是没有动力或者抗拒改变。然而,他们可能只是不了解自己当前行为的后果。例如,他们可能不了解吸烟对心脏健康造成的负面影响有多大。另一方面,他们可能知道这是不健康的,但是因为他们已经尝试戒烟很多次但失败了,他们感到绝望,不想再尝试。他们可能会抗拒改变,因为他们喜欢当前的行为或者可能会找出借口来解释这些行为对他们不构成问题。在这个阶段：a.抱以共情和接受的态度是至关重要的;b.应使用反映性倾听,表示理解和尊重患者的感受和需求;c.有必要确认患者没有准备改变这一事实,并且不要试图让他们改变,否则可能会引起患者的抗拒心理;d.应致力于理解患者、提出问题、让患者说出自己对当前行为(如吸烟)的看法,以及过去是否有过戒烟的经历等。

若患者处于行为改变的第二个阶段,即意向阶段。这个阶段,患者开始考虑改变但不完全坚定。他们开始意识到自己当前行为的后果,理解改变将如何对他们的健康产生积极影响。处于此阶段的人倾向于在改变的好处与短期成本之间(如：心衰改善与从吸烟获得快乐)来回不定。通常,当前行为的诱惑要比他们进行改变的自我效能要强烈。处于此阶段的人没有为立即开始改变的计划做好准备。但是,处于此阶段的人对关于他们当前行为的教育持更开放的态度。因此,这个阶段,我们可以开始鼓励患者评估改变的利弊,以便帮助他们理解积极的生活方式的好处;开始有针对性地对患者进行相关自我管理行为的健康教育;可以帮助患者识别真正的障碍以及哪些障碍是可以克服的借口;发现差异:可以指导患者了解过去改变的积极体验,可以帮助患者树立他们想要的状态的清晰愿景,以及目前的行为改变将如何有益于他们的未来,这将加强患者的自我效能。但这不是制定自我管理目标的时候。

若患者处于行为改变的第三个阶段,即准备阶段。此阶段是患者已经准备好接受改变的阶段。他们计划尽快采取行动,可能已经开始努力改变(如:开始间断地进行身体锻炼)。在这个阶段,鼓励患者自己决定想要达到哪一个目标阶段,然后结合患者及其家属的意愿和需求,制定 SMART 目标(如:我在这三个月内,每天都坚持测体重、量腹围,不发生因为饮食过咸而引起的心衰发作)。帮助患者分析在实现这个目标的过程中,可能会遇到哪些障碍和困难,相应的解决方案有哪些,还需要哪些资源和支持,如果达到目标,最想获得的组织奖赏是什么,这是护士参与的重要阶段,应引导和激励患者进入下一个阶段。

若患者处于行为改变的第四个阶段,即行动阶段。这是患者将计划付诸行动的阶段。他们知道自己想要改变什么并且一直朝着自己的目标努力。患者正在通过将他们的新行为付诸实践从而建立新的生活方式(如:每周 3~5 d,每天锻炼 30 min)。大多数自我管理的指导都发生在这个阶段。在这个阶段,护士是鼓励者和支持者,可以鼓励患者将总目标按层次一一分解成可实现的小目标[如:a. 能阐述限制液体摄入对控制心衰的意义(知识目标);b. 能学会如何准确测量体重、腹围,以及观察脚踝是否水肿(技能目标);c. 能每天坚持记录心衰日志(态度目标);等等],以不断促进成功,增强自我效能感,帮助患者将过失看作学习机会,并针对可能导致复发的情况制定计划。这一阶段,应使用目标设置理论和期望理论中的相关激励策略,如目标承诺[鼓励患者签署自我管理目标激励协议书(见 CHF 患者自我管理日志本),并向身边的家人好友承诺自己改变的决心,得到他们的支持]、反馈(护士每两周一次电话随访,了解患者目标实现过程中,哪些地方做得好,哪些地方有待于改进)、满意感(当个体经过努力达到了目标并得到了相应的反馈和奖赏后就会感到满意,否则感到不满意。对于达到目标的患者,给予符合患者需求的组织奖赏,如物质奖赏和精神奖赏。对于未达到目标的患者,或者达到部分目标的患者也及时给予口头鼓励,并分析原因,鼓励下次达到目标,如因目标设置难度太高,可适当修正目标)。在此阶段可能出现复发,因此,护士帮助患者探索原因以从中吸取教训是很重要的,这有助于患者了解如何克服将来的挑战。

若患者处于行为改变的最后一个阶段,即维持阶段。这一阶段,患者已经掌握了自我管理的知识和技能,调整了生活方式、做出了改变,现在正设法维持新的行为和模式,并努力防止复发。由于仍然存在逐渐倒退回旧习惯的风险,因此患者需要保持专注于新行为的积极方面。随着时间推移,重拾旧行为的威胁会逐渐减少和减弱。处于这个阶段的人通常对他们的改变变得更加自信。护士应继续提供鼓励,帮助患者克服可能导致复发的障碍,引导患者时常回顾他们的优势、愿景、目标和激励因素,也可以帮助患者继续设定新的目标以不断成长,并建立社会联系以鼓励他们成长。

当患者制定的目标涉及药物管理、心衰饮食、康复训练、心理疏导等时,护士可应用多学科团队方式解决 CHF 患者的自我管理问题。例如转诊,将患者转诊至心内科医生、营养医生、康复医生和心理医生处;又如药物、营养、康复及心理指导,直接与药剂师、营养医生、康复医生及心理医生联系或配合药剂师、营养医生、康复医生及心理医生共同解决患者的药物、营养、康复及心理问题。护士可通过上述方式与多学科团队的成员共同实施计划。

⑤ 评价:即在传统自我管理评价的基础上,分阶段评估患者行为改变的变化情况、目标达成情况、临床体征和量表测量情况等。

具体可分为:定性指标评价,如知识、态度、信念、自我管理技能、日志本记录情况、行为改变阶段变化情况等;定量指标评价,如量表评分、BNP、体重、BMI、腹围、6 min 步行试验、心功能分级、再住院次数、病死率等。

如果患者完成目标,则给予组织奖赏,并制定下一级目标,若患者未能达成目标,则不给予组织奖赏,需重新评估患者,找出其未完成目标的原因,重新制定计划并实施。老年CHF 患者跨文化自我管理激励模式实施步骤如图 6 所示。

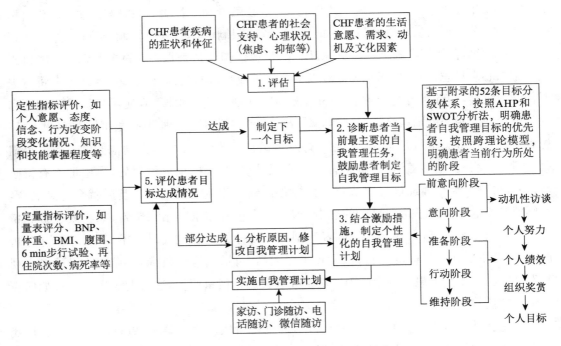

图 6　老年 CHF 患者自我管理激励模式的实施步骤

老年慢性心力衰竭患者跨文化自我管理激励模式的实践

第一节 疾病医学管理

一、药物

(一) 遵医嘱按时按量服药的意义

慢性病需要长期服用药物来巩固疗效。调查显示,20%~64%的慢性心衰患者再入院可归结为服药不依从。加强患者的药物管理,增强其服药依从性,就显得尤为重要。

药物的疗效主要取决于血液中药物浓度能否在一定时间内保持恒定。药物在体内有个代谢过程,首先要吸收,然后分布到全身发挥作用,再代谢,最后排出体外。药物被吸收后,血中药物的浓度逐渐升高,达到某一水平后开始对疾病产生疗效。因而坚持服药让药物在血中维持一定的浓度及时间,疾病才能得到控制。擅自停药、减量,会产生停药反应、反跳现象,甚至危及生命,因而不应擅自停药、减量,应遵医嘱合理停药。

(二) 常见用药认识误区

1. 常见服药认识误区

(1) 将药片掰开或将胶囊内药物倒出服用

有些药品在胃液酸性条件下不稳定,容易分解失效或对胃黏膜产生刺激,需要在肠道中吸收,因此,就在这些药物的外面包上只能在碱性肠液中溶解的肠溶衣。而胶囊制剂的胶囊主要有两个作用:一是消除药物的气味(如苦味),二是避免药物对胃黏膜的刺激作用。因此,肠溶片、胶囊药物不可掰开、嚼碎或研成粉末服用,而应整片吞服。例如:拜阿司匹林肠溶片。

(2) 用茶水、果汁、盐水、牛奶送服药物

口服用药应用温热的白开水送服。因为茶水中含有咖啡因、茶碱等物质,会与某些药物发生化学反应;果汁是酸性的水溶液,它可以使许多药提前溶解,其含的大量维生素 C 作为氧化还原剂,会影响部分药效的发挥;牛奶中的钙和磷酸盐可使铁剂沉淀,妨碍吸收。

(3) 血压降得越快越好

血压降得过快或过低会使患者感到头晕、乏力,还可诱发脑血栓形成,发生脑血管破裂等危险状况。

2. 常见擅自停药的认识误区

(1) 无胸闷、胸痛、气喘、水肿等症状,自认为好转而停药

正确认识:心衰相应症状的消失或好转并不代表患者自身心血管生理功能的好转。慢性心衰患者的心血管生理功能只在理论上是可逆转的,目前临床上心衰患者的心血管功能

只能依靠药物维持良好的生理状态,因此,症状的消失并不代表就可以停药。擅自停止服药可能会带来日后更难以治疗和控制疾病的局面。

(2)认为"是药三分毒",尽量少吃药

正确认识:大量研究表明,按时按剂量服药可以有效缓解心衰的进程,降低心肌梗死、高血压危象等心血管疾病的风险。因此,不能因害怕药物的不良反应而停止服药,而且药物的不良反应也不意味着只要服药就会发生,也是因人而异的。此外,在医生的指导下服用心衰治疗药物,可以将药物的毒副作用降到最低。

(3)高血压患者血压降至正常,可自行停药

正确认识:很多患者在血压得到控制后,认为病情好转,随即停用降压药物。结果在不长时间后血压又升高,还要再使用药物降压。这样不仅达不到治疗效果,而且由于血压较大幅度的波动,将会引起心、脑、肾发生严重的并发症。正确的服用方法是服药后出现血压下降,可采用维持量继续服药,或者在医生的指导下将药物进行调整,而不应断然停药。高血压患者一定要坚持规律性的终身用药,不宜随意地中断用药,这对积极干预和治疗高血压、预防心血管事件的发生、提高患者的生活质量和延长寿命具有十分重要的意义。

(4)空腹体检需停药

正确认识:慢性病患者在健康体检时擅自停药,大都是担心服药会影响体检结果,还有人是想看看自己不服药后的疾病状况,看自己的病是不是控制得完全正常。其实,体检是否需要停药,主要是看体检目的。如果是为查看药物效果是否起作用的身体检查,就不需要停药;如果是为了检查身体是否患有某种疾病,则应该把所服的药物告知医生,由医生决定是否停药。一般而言,职工常规体检前不需要停药,尤其是慢性基础病患者服用的药物最好不要擅自停用,否则可能出现严重后果。

(三)按时按量服药管理技巧

(1)药盒:把每天的药按服药时间、剂量装在有格子的药盒内,按时依次服药,可以避免漏服和错服,同时方便外出携带。有一种比较特殊的药盒,此药盒可以设定时间,把药物放到药盒内并设定时间,到预设的时间,药盒会发出服药提醒。

(2)醒目:把药放在醒目的地方(如每天早上会用的杯子旁),提醒服药。

(3)定时:用计时器或电子手表设定服药时间,提醒服药。

(4)便签:在便签上写下"勿忘吃药",贴在显著位置的墙壁上。所谓显著位置,就是吃药时间经常活动的区域里不经意就会看到的地方,比如钟表上方、卧室的门上、冰箱门上、电视机上方等。

(5)记录:制作一本服药台历,每次服药后,在台历上做好标记。

(6)备药:在家以外常出入的地方(如车、背包或工作单位)预放药物,在出门后忘记服药的情况下,可以及时找到药物服用。

(7)支持:家属应给予支持,提醒患者服药。

(8)检查:每天睡前检查自己的小药盒,是否有漏服的药物,长此以往,就会养成按时

服药的好习惯。

（四）文化照顾的作用

1. 文化照顾保存

（1）借助患者对药物的探知欲，向其介绍药物的作用、副作用、坚持服药的意义以及擅自停药的危害等内容。

（2）对于文化水平较高的患者，可以向其阐述所服用药物的作用机制，促进患者按时按量服药。

（3）对于文化水平较低的患者，以通俗易懂的语言帮助其了解所服药物的作用，也可以介绍坚持服药的相关案例或帮助患者回忆没有正确服药所导致的躯体痛苦，使患者明确按时按量服药的好处。

（4）鼓励赞许患者坚持服药的行为和态度。

（5）介绍常见擅自停药的认识误区，减轻其对药物副作用的恐惧感。

（6）借助家庭支持，帮助患者坚持按时按量服药。

2. 文化照顾调整/再建

（1）介绍擅自更改服药导致病情恶化甚至死亡的案例，使患者重视按时按量服药的重要性。

（2）向患者讲解擅自停药导致反复入院所造成的人力物力上的损失，提高患者对坚持服药的重要性的认识。

（3）针对易于忘记服药的患者给予其按时按量服药的管理技巧及工具。

二、症状

（一）监测水肿的意义

1. 体重监测及下肢水肿观察的作用

体重监测及下肢水肿观察最重要的作用是预示心衰是否复发。水肿是心衰最常见的症状，其发生的主要机制是：有效循环血容量不足，肾血流量减少，肾小球滤过率降低，水钠潴留；同时体静脉压增高，毛细血管静水压增高，组织液回吸收减少。因此须注重监测体重及水肿情况，若体重 3 d 内突然增加 >2 kg，伴有水肿，应当引起警觉。心衰水肿的特点是首先出现在身体低垂的部位，如卧床病人的背骶部、会阴或阴囊，非卧床病人的足踝部、胫前（小腿前）。用指端加压水肿部位，局部可出现凹陷，称为压陷性水肿。重者可延及全身，出现胸水、腹水，伴有尿量减少等。

2. 尿量、饮水与心衰的关系

人体饮入的水分大部分被吸收至血液中，因此，大量摄入水分，容易加重心脏的容量负担，导致心衰的复发。而尿液的产生则是血液流经肾小球时，血液中的尿酸、尿素、水、无机盐和葡萄糖等物质通过肾小球的滤过作用，过滤到肾小囊中，形成原尿。当尿液流经肾小管时,原尿中对人体有用的全部葡萄糖、大部分水和部分无机盐,被肾小管重新吸收,回到肾小管周围毛细血管的血液里。原尿经过肾小管的重吸收作用,剩下的水和无机盐、尿素和尿酸等就形成了尿液。因此,治疗水肿的方法之一是使血容量中过多的水分以尿液的形式排出,减轻心脏的负担。因而心衰患者不仅应当注重水分摄入的管理,同时也应当注重尿液的排出情况。

(二)水肿的管理方法

1. 成人每日尿量正常范围、监测方法及注意事项

正常成人的每日尿量在 1～2 L,每次尿量在 200～400 mL。每日监测尿量的方法可以通过留意每日排尿的次数或将尿液倒入有刻度的尿壶、广口瓶中进行监测。其中对于尿液监测的注意事项除了记录尿量外,还应当监测尿液的颜色、透明度以及气味;若尿液为洗肉水色、浑浊,预示泌尿系统感染,心衰患者应当引起警觉,以防诱发心衰。

2. 下肢水肿的观察方法及注意事项

心衰患者下肢水肿的观察首先要注意水肿的部位:足背、足踝、小腿等。用手指按压,观察有无凹窝情况,凹窝是否快速回复,若凹窝没有立刻恢复,应当怀疑下肢是否发生水肿。此外,若感觉所穿鞋子变小,袜子有较深的压痕,也应当引起重视。

3. 体重监测的方法及注意事项

心衰水肿的另一重要表现就是体重的增加。因此,监测体重也是观察是否发生水肿的重要手段。监测体重最重要的注意事项是:同一时间、身着同一服装、用同一体重计测量体重。如建议患者每天起床后,排空大、小便,身着同一服装进行测量。若穿着较少衣物,应当注意防寒保暖。体重记录表见表 3。

表 3　体重记录表

时间(　年　月　日)	体重(kg)	时间(　年　月　日)	体重(kg)
周一		周一	
周二		周二	
周三		周三	
周四		周四	
周五		周五	
周六		周六	
周日		周日	

(三)文化照顾的作用

1. 文化照顾保存

(1)通过水肿时躯体的痛苦及临床症状,阐述水肿监测的意义。

(2)对文化程度较高的患者以专业医学知识解释水肿的发生机制及监测尿量的意义。

（3）对文化程度较低的患者以通俗易懂的方式（如将血液比作自来水、将血管比作水管等），阐述水肿的发生机制及监测体重的意义。

（4）表扬患者关注尿量及体重变化的态度。

（5）赞扬患者追求健康的信念。

（6）借助家庭支持，激发患者的意志力持续监测尿量及体重。

2. 文化照顾调整/再建

（1）通过案例介绍，使患者重视监测水肿的重要性。

（2）提供符合患者生活方式的尿量监测方法。

三、诱因和急救

（一）预防感染和急救管理的意义

各种感染尤其是呼吸道感染是心衰最常见的诱因。感染可引起发热、心率加快，耗氧量加大，加重心脏负荷；而感染所产生的毒素可抑制心肌收缩舒张功能而诱发心衰；呼吸道感染还可因肺通气、换气障碍，使肺血管阻力增高、右室负荷加重，以及造成缺氧而诱发心衰。慢性心衰急性发作，会加重心衰，病情凶险，有较高的致死率，需要进行急救处理，并及时送医。

（二）预防感染

1. 增强免疫力

（1）改善睡眠：睡眠与人体免疫力密切相关。

（2）保持乐观情绪：乐观的态度可以使人体维持在一个最佳的状态。

（3）限制饮酒：过量饮用会对血液与心脏等器官造成很大伤害。

（4）参加运动：每天运动 30～45 min，每周 5 d，持续 12 周后，免疫细胞数目会增加，抵抗力也相对增加。

（5）减少噪声：噪声不仅伤害人们的听力，还会造成肌肉紧张、心跳加速、血管收缩等不适感。因此，应该努力减少噪声。

（6）改善体内生态环境：用微生态制剂（如肠道双歧杆菌、乳酸杆菌）提高免疫力。

（7）饮食增强免疫力：补充优质蛋白质（如牛奶中的酪蛋白、鸡蛋中的卵清蛋白、黄豆中的大豆蛋白）；补充含有维生素 A 和维生素 C 的食品等。

2. 季节更替所导致肺部感染的应对措施

（1）饭前便后勤洗手。

（2）勤换衣服、屋内勤通风。

（3）远离咳嗽的人，避免飞沫传播。

（4）加强营养，增强自身抵抗力。

（5）避免去人多的地方，去公共场所（医院、超市等）要带口罩。

（6）注意防寒保暖。

（三）急救管理

1. 随身携带急救卡片和急救药物。

2. 出现突发性呼吸困难时,家属应协助患者采取被迫端坐位(直立座位),并及时入院就诊。

3. 患者与照顾者一起进行心肺复苏训练。

4. 输液时,家属或患者能主动告知医务人员心衰病史,以方便医务人员更好地控制补液速度及补液量。

（四）文化照顾的作用

1. 文化照顾保存

（1）根据患者对疾病的求知欲望及关切,以相关医学知识或以生活常识等通俗易懂的方式向不同文化水平患者阐述预防感染和急救管理的意义,加深患者对预防感染和急救管理重要性的认识。

（2）赞赏及鼓励患者预防感染的意识以及良好的个人卫生习惯。

（3）根据患者的喜好(饮食、中药、疫苗)或兴趣(运动)提供增强免疫力的方法。

2. 文化照顾调整/再建

（1）对于轻视感染危害和(或)不重视急救管理的患者,可举例临床上因感染而反复入院、或因出院后慢性心衰急性发作而病情恶化甚至死亡的例子,增强其对急救管理的认同感。

（2）对于一些喜爱将空调温度调得较低的患者、喜爱早锻炼的患者等,应着重强调季节更替所导致肺部感染的应对措施(夏天注意空调病、冬春季早锻炼时防寒保暖等)。

（3）对于一些没有养成较好个人卫生习惯的患者,着重强调保持个人卫生行为的重要性,并提供其乐于接受的方式,如针对不勤洗手的患者,建议患者使用消毒湿巾。

第二节 日常生活管理

一、饮食

（一）控制饮食的意义

不良饮食习惯是慢性心衰发生及恶化的主要危险因素。2016 年欧洲和 2013 年美国对于心衰的诊断治疗及管理指南中已经把控制饮食列入教育患者的基本主题中，科学合理的饮食可以使冠心病、高血压、肥胖和糖尿病等心衰的发病原因得到有效的控制。通过改善不良饮食习惯，可以有效降低慢性心衰的复发率。中国 CHF 患者的饮食特点主要为高钠、高脂、高糖、辛辣及低钾膳食，且大量饮水或喜欢饮浓茶或咖啡等刺激性饮品。膳食钠盐的摄入量平均每天增加 2 g，收缩压和舒张压分别增高 2.0 mmHg 和 1.2 mmHg。

（二）控制饮食

1. 清淡限水

（1）少油低脂

控制脂肪与胆固醇的摄入量。高胆固醇血症是引起动脉粥样硬化，导致冠心病及高血压的重要元凶，此外，饱和脂肪酸可使血小板的活性增加，促进血栓形成，从而加速动脉粥样硬化进程。故应控制膳食中胆固醇和脂肪的摄入量，胆固醇摄入量应该控制在每日 300 mg 以下，脂肪摄入量占总热量的 20%～25% 为宜，其中动物脂肪不超过脂肪总量的 1/3。

（2）低盐少糖忌辛辣

心衰是心血管疾病的最终归宿，摄入过量的盐分可导致高血压、肾脏疾病以及心脑血管疾病等。摄入糖分过多，可导致脂肪的代谢紊乱，且糖尿病本身也是心衰的基本病因。辛辣饮食则对心血管具有刺激作用。

（3）限水

水分的摄入容易导致血量的增加，从而增加心脏的容量负荷过重，因此需要对水分的摄入进行控制。

2. 多食蔬果

蔬菜和水果是维生素、钙、钾、镁、膳食纤维等营养素的来源，其中膳食纤维能够降低人体对胆固醇的吸收，且可预防心脑血管疾病、糖尿病、肥胖症及便秘等。

3. 少量多餐

将每日的总进食量分为 4～5 餐。希腊雅典大学一项新研究显示，少食多餐有利于降血脂。在摄入等量食物的情况下，少吃多餐对人体代谢益处更大。其中一大好处是，可防止食物中释放的脂肪酸在体内大量堆积,大大减少血管脂肪物质沉积,防止胆固醇水平过高。

(三) 三大营养物质摄入量及其食物的介绍

三大营养物质为:蛋白质、脂肪及碳水化合物,据中国营养学会的推荐标准,中国成年男子的热能供给量为 10~17.5 MJ/d,成年女子为 9.2~14.2 MJ/d。因此,控制总热量,维持热量平衡,防止肥胖,使体重达到并维持在理想范围,是防止心衰恶化的重要环节之一。

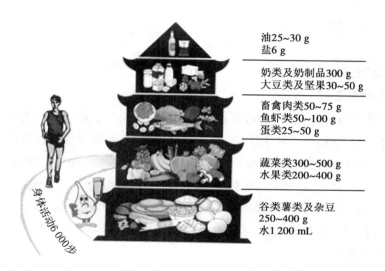

（1）蛋白质占每日总热能供给量的 10%~14%。富含蛋白质的食物主要为肉(牛羊肉、鳊鱼、干贝)、蛋(鸡蛋、鸭蛋)、乳(牛奶)及豆类(黄豆、百叶)。每日须注重动物蛋白质和植物蛋白摄入的比例。适当增加植物蛋白质的摄入,尤其是大豆蛋白。

（2）脂肪食物占每日总热能供给量的 20%~25%。其中大量摄入甘油三酯,导致胆固醇升高是心衰恶化的主要危险因素,但过低的脂肪摄入也不利于健康,故应保持每日合理的脂肪摄入。慢性心衰患者每日胆固醇的摄入量应低于 200 mg。长期高脂饮食还会引起认知能力下降,让人变得又懒又笨。因此,在烹调时,尽量不用或少用油,成人每天 25 g 油,烹饪时尽可能蒸、煮、炖、闷、水滑熘、拌等方法,避免油炸,少吃高脂零食、西式快餐、中式宴席,喝低脂或脱脂牛奶。

（3）膳食纤维被称为现代人的第七大营养素,包括多糖、低聚糖及相关的植物物质。多食蔬菜、水果、豆类、薯类和谷类(特别是一些粗粮)等食物可以增加膳食纤维的摄入。膳食纤维具有促进通便、降低血中胆固醇、降低血糖的生理效果。每人每天 500 g 蔬菜水果为宜。

(四) 文化照顾的作用

1. 文化照顾保存

（1）赞扬患者重视饮食管理的态度及行为。

（2）对于喜欢交流、外向的患者,鼓励其向其他患者分享饮食管理的良好体验。

2. 文化照顾调整

（1）将不良饮食习惯对心脏造成的危害、心衰恶化的结果以及饮食管理对控制心衰的作用，以通俗易懂、深入浅出的方式为患者讲解。对于文化水平较高的患者，可向其阐述心衰的发生机制、临床表现以及与饮食的关系等，助其调整自己的饮食习惯。

（2）介绍不良饮食管理案例，增强患者对饮食管理重要性的认知。

二、活动和休息

（一）活动锻炼的意义

1. 生理上的意义

2016年欧洲及2013年美国的心衰治疗指南中明确指出心衰患者经运动训练和体育锻炼可改善运动耐力、健康相关的生活质量和心衰住院率。活动锻炼可减少神经激素系统的激活和减慢心室重塑的进程，对减缓心衰的自然病程有利，是一种能改善其临床状态的辅助治疗手段；且可升高血液中"好"胆固醇（高密度脂蛋白胆固醇）的水平，减轻动脉粥样硬化，降低血脂，控制血压，从而达到减轻心脏负荷的作用。此外，运动可以消耗掉体内的多余脂肪，促进身体的新陈代谢，通常运动和饮食治疗相互配合，可以有效防治超重和肥胖。

2. 心理上的意义

有助于调节紧张的情绪，恢复体力精力；有助于舒展身心，消除压力；有助于安眠以及陶冶情操。

3. 运动强度的监测方法

（1）运动量适量有四条标准

① 运动时稍出汗，轻度呼吸加快，不影响对话；

② 运动结束，心率在休息后5～10 min恢复；

③ 运动后轻松愉快，食欲和睡眠良好；

④ 无持续的疲劳感，或有疲乏感，肌肉酸痛，但休息后短时间内可消失。如果运动后心率在休息10～20 min后都难以恢复或出现疲劳心慌，食欲减退，睡眠不佳，则属于运动量过大。

（2）心率测试法

① 查表法，见表4所列。

表4 心率测试查询表

年龄	脉搏次数（每15秒）	年龄	脉搏次数（每15秒）
0～30	29～39	61～70	23～31
31～40	28～37	71～80	22～29
41～50	26～35	80～	16～24
51～60	25～33		

② 计算法

正常的运动后心率范围为(220−年龄)×0.6至(220−年龄)×0.8之间。

（二）心衰患者活动锻炼的方式

(1) 卧床休息时,可做被动运动,每次 5～10 min,每日至少一次,以预防深部静脉血栓形成。

(2) 临床情况改善后在不引起症状的情况下,执行体力活动以防止肌肉废用性萎缩。

① 散步:步行作为健身的运动项目,要有一定的速度才能达到目的。一般来说,以中速(每分钟 80～90 步)或快速(每分钟 100 步以上)步行法进行锻炼,才能达到良好的效果。60 岁以上的健康老人步行速度应力求达到每分钟 100 步左右,一天总量达 6 000 步左右,每天以步行 1 h 左右为宜。步行时最高脉搏数保持在 110～120 次/分,且自我感觉良好。

② 慢跑:慢跑又称健身跑。慢跑可加强和改善心脏的泵血功能,提高心肌的兴奋性,使心脏收缩力增强,心跳变慢,心排血量增加,并可扩张冠状动脉和促进冠状动脉的侧支循环,增加冠脉血流,改善心肌营养,可防止或减少心绞痛发作,对防治冠心病有较好的作用。跑步时间最好选在每天清晨,应以慢跑为主,并要量力而行。对于体质较差或以前缺乏锻炼的老年人,可先采取走、跑交替的方式,待逐渐适应后再行全程慢跑。跑步的距离由近到远,速度由慢到快,以自觉全身舒畅为度。

③ 太极拳:太极拳是中国传统的健身运动项目,具有健身和延年益寿的功效,对防治慢性疾病有较好的效果,是非常适合于老年人的一种锻炼项目。可根据个人的体力来调节练拳时间、次数、架子高低和动作快慢,最好是每日早、晚各练 1 次,每次 10～15 min。

(3) 平衡活动和休息

① 采取保存体力的技巧(如利用小睡恢复能量)。

② 保证并获得夜间充足的睡眠,养成良好的睡眠习惯。

③ 避免过度劳累,规律作息,合理安排活动时间。

（三）文化照顾的作用

1. 文化照顾保存

(1) 根据患者兴趣爱好、生活方式选择有氧运动的种类。

(2) 结合患者的生活规律,设计活动锻炼与时间矛盾的解决方法。

2. 文化照顾调整/再建

(1) 通过阐述活动锻炼对心衰治疗的益处,提高患者对活动锻炼的兴趣。

(2) 借助家庭支持以及不断激发患者的意志力,使患者坚持活动锻炼。

三、健康生活习惯

（一）戒烟

世界卫生组织(WHO)强调吸烟是心血管疾病重要而独立的危险因素。烟草的使用与心衰复发的风险有直接的内在联系。2013年美国心脏病学会基金会(ACCF)和美国心脏协会(AHA)联合发表的《2013ACCF/AHA心衰管理指南》明确建议心衰患者应当戒烟。

1. 意义

吸烟是许多心、脑血管疾病的主要危险因素,吸烟者的冠心病、高血压病、脑血管病及周围血管病的发病率均明显升高。统计资料表明,冠心病和高血压病患者中75%有吸烟史。冠心病发病率吸烟者较不吸烟者高3.5倍,冠心病病死率前者较后者高6倍,心肌梗死发病率前者较后者高2～6倍,病理解剖也发现,冠状动脉粥样硬化病变前者较后者广泛而严重。高血压、高胆固醇及吸烟三项具备者冠心病发病率增加9～12倍。心血管疾病死亡人数中的30%～40%由吸烟引起,死亡率的增长与吸烟量成正比。

2. 注意事项

(1) 警惕戒烟综合征:可表现为烦躁、多汗、失眠多虑等。患者不必紧张,此类症状为戒烟阶段中的正常表现,挺过这一阶段就会消失。

(2) 避免复吸

① 一旦戒烟,就要集中精力来避免香烟的诱惑。尼古丁成瘾性易复发,特别是在戒烟的第1—2周内,机体仍处于尼古丁成瘾状态,戒断症状较重时,不要冒险去尝试吸一口烟!

② 明确是什么使你重拾香烟,并尽力避免。一些人因工作状态或环境因素而复吸,当你决定戒烟时,应调整工作状态,或尽量回避引人吸烟的环境,以新的面貌面对生活;一些人在极度的压力之下,沮丧、生气、担忧或者与人发生矛盾时容易复吸,应积极调整心态,避免重拾香烟。

③ 戒烟初期也应少喝酒,尽量不和其他烟民在一起,减少复吸的诱惑。

④ 复吸后不必自责,想想戒烟的理由,包括戒烟后有哪些好处。例如,戒烟后会更好地品尝食物的滋味、早晨不再咳嗽了等。重要的是尽快使自己回到戒烟状态。

(3) 控制体重

吸烟者戒烟后,味觉恢复,胃口会好起来,体重可能会略有增加,但增重量一般也较小(0.5～5 kg),这时应遵照以下的原则:

① 戒烟常常需要一段时间,在刚开始时,不要急于控制体重。

② 防止体重增加的最好方法就是健康的饮食和坚持运动。

③ 坚持体育运动,保证热量摄入与消耗的平衡:每周至少3～5次,每次不少于30 min,且运动量要适宜。

3. 应对方法

(1) 烟瘾发作时的控制方法

① 脑海中不断闪现戒烟的承诺、动机和愿望。

② 避免到酒吧或宴会去,也要避免与烟瘾非常重的人在一起。

③ 吃新鲜的水果、蔬菜或喝果汁。

④ 去除所有与烟草相关的装置,在戒烟日前把所有的衣服和车洗干净。

⑤ 确保和争取同事、朋友和家庭的支持,以鼓励戒烟和保持戒烟状态。

⑥ 有强烈抽烟欲望时,去沐浴一次,最好是淋浴。

⑦ 在平日有抽烟欲望的时候,寻求可以代替的办法。

⑧ 尽量保持情绪的轻松、精神的愉快,避免过大的压力和紧张情绪。

（2）各种戒烟的替代品

① 尼古丁贴剂疗法(通过皮肤摄入尼古丁)以及尼古丁咀嚼胶疗法(口服尼古丁)。

② 电子烟:电子烟本身是一个电子产品,模拟抽烟的整个过程,逐步降低烟瘾。

③ 食物:蔬菜、水果、豆腐干、花生、燕麦等。

④ 戒烟电话:将吸烟的咳嗽声录入电话中,当想吸烟的人烟瘾大作,实在无法克制和忍耐的时候,就可以立即拨戒烟电话号码,听筒里会立刻传出剧烈的、骇人的咳嗽声。听到这种声音,吸烟者就会对吸烟产生厌烦情绪,进而打消抽烟的念头。

⑤ 其他戒烟小工具:戒烟牙膏、戒烟烟灰缸、戒烟打火机、戒烟墙纸等。

（3）戒烟计划

① 逐渐减量计划

第一周吸烟数量由最大量减掉最大量的四分之一,第二周在现吸烟量的基础上再减掉其量的四分之一,以此每周递减,直到不吸为止。

又如,可按以下规律减量:5 支/天,1 天——4 支/天,1 天——5 支/天,1 天——4 支/天,2 天——……——4 支/天,7 天——4 支/天,1 天——3 支/天,1 天……

② 使用戒烟计划表,见表 5 所列。

表 5　戒烟计划表

	计划吸烟数量	实际吸烟数量	决心改正
周一			
周二			
周三			
周四			
周五			
周六			
周日			

③ 自我奖励法

制定行动计划表,内容包括打算做什么、做多少、什么时候做、一周几次并评估完成计划的信心(以 0—10 来衡量,0＝完全没信心,10＝完全有信心),结合生活小愿望不断奖赏自己,以达到戒烟的目的。

3. 文化照顾的作用

（1）文化照顾保存

① 赞扬心衰患者戒烟态度及行为。

② 对于喜欢交流、性格外向的患者鼓励其向其他患者分享戒烟的良好体验。

（2）文化照顾再建/调整

① 以不同形式宣传吸烟危害及注意事项。对文化水平较低的患者以通俗易懂、深入浅出的文字或图片讲解吸烟对心血管造成的危害，针对文化水平较高的患者，则可以进一步阐述烟草所含的有害物质对心血管的作用机制、临床表现等。

② 对于不肯戒烟的患者，告知其戒烟的注意事项及方法，消除其对戒烟的恐惧心理，树立戒烟的自信心。

（二）限酒

酗酒是导致慢性心衰的重要原因之一，调查表明男性持续酗酒 10 年以上，在其 30—55 岁就有可能引发心衰，较之于男性 CHF 患者，虽然只有约 14% 的女性患者因酗酒而导致心衰，但是其生存时间更少。研究表明，连续 5 年每天摄入超过 90 g 酒精，其心衰的风险率也大大增加。

1. 意义

大量饮酒可增加心脏负担，大量酒精能直接损害心肌和血管内壁，造成心肌能量代谢障碍，抑制脂蛋白脂肪酶，促使肝脏合成前 β 脂蛋白，血中 β 脂蛋白（即 LDL，主要含胆固醇）消失减慢，甘油三酯上升，导致血压升高以及动脉粥样硬化，致使心衰进一步恶化。持续性心衰时可致心源性肝硬化，晚期可出现肝功能受损。此外长期饮酒还会增加中风、胃癌等发生概率从而增加死亡率。

2. 饮酒的不良方式及应对措施

（1）绝对不能空腹饮酒：一定要先吃一部分食物后再喝酒，且多食绿叶菜及豆制品，可保护肝脏；由于酒精受胃酸干扰，吸收缓慢不易酒醉。

（2）不要大口喝酒：做到少量及慢慢喝，不时地停顿，且喝酒时不要与碳酸饮料（可乐、雪碧）同饮，不要喝将多种酒混合的饮品，以免导致酒醉，避免使用药酒作宴会用酒，以免与食材起化学反应。

（3）大量喝水：大量喝水有利于酒精随尿液排出。

（4）尽可能饮热酒：白酒黄酒加温后，一方面更芳香宜口，另外一方面可挥发掉一些醛类有害物质。

（5）解酒宜用果汁，茶水等解酒效果不佳。

（6）平时爱喝酒的人，可服用复合维生素，如复合复生维 B。

（7）使用氨基酸药物，减少酒对机体的损伤。

（8）饮食应均衡，多食蜂蜜、果汁，少食油炸及脂肪含量较高食物。

3. 应对方法

1) 家庭支持及意志力在限酒中的作用

对于嗜酒患者在其清醒的状态下,家属更应当给予其温暖和关怀,使其明确饮酒对自己身体以及对家庭的影响,逐步形成戒酒的想法及树立戒酒限酒的信心。

戒酒首先是需要个人意志力的,就是说必需要戒酒者自己有比较强烈的戒酒意愿。因此,患者应当明确自身所背负的责任,不断进行自我交谈,树立正面的戒酒价值观(若戒酒,身体好;幸福日,在后头),提升戒酒的意志力。

2) 酒瘾发作时的替代品

酒瘾发作时的替代品为凉开水、果汁、薄荷茶、绿茶等,鉴于心衰患者对水分的摄入有限制要求,应当少量多次饮用。

3) 限酒计划

(1) 目标分步实现法

① 写下戒酒的原因,而且每天把这些原因看一遍;

② 每当想喝酒时,把写在纸上的戒酒的原因拿出来看,起到提醒作用;

③ 若有新的戒酒原因,及时补充;

④ 尽量把酒放在看不见、拿不到的地方;

⑤ 在一瓶酒没有喝完前,绝对不买第二瓶酒;尽量每天的饮酒量少于昨天,每周争取有一次机会能连续 3 d 不喝酒;

⑥ 当酒瘾发作时,能做到深呼吸、嚼口香糖等分散注意力的事情。

(2) 自我奖励法

制定行动计划表,内容包括打算做什么、做多少、什么时候做、一周几次并评估完成计划的信心(以 0—10 来衡量,0=完全没信心,10=完全有信心),结合生活小愿望不断奖赏自己,以达到戒酒限酒目的。

如:这一周我打算要少喝酒(做什么),每次晚饭饮 2/3 杯黄酒(何时做及做多少),一周只喝 4 次,分别为周一、三、五、日(一周做几次);我要用省下的买酒钱把房屋粉刷一遍(生活愿望);我的信心有 8 分(信心评估)。

(3) 合同契约法,见表 6。

表 6　戒酒合同契约法

时间	饮酒种类	饮酒量	计划饮酒量	验收	评语
周一					
周二					
周三					
周四					
周五					
周六					
周日					

4. 文化照顾的作用

（1）文化照顾保存

① 表扬患者对过量饮酒危害正确认识。

② 激励患者在限酒过程中的意志力。

③ 通过其家庭支持鼓励心衰患者的限酒行为。

（2）文化照顾调整

① 对于嗜酒患者向其介绍酒瘾发作时的替代品。

② 树立患者限酒信心，与其共同制定限酒计划。

（3）文化照顾再建

① 对于经常应酬的患者，向其提供拒酒词，从而限制饮酒量。

② 介绍相关饮酒危害的案例，增强患者对限酒重要性的认识。

③ 通过叙述其他患者的限酒体验，增强患者戒酒的信心。

第三节　情绪和认知管理

一、情绪

（一）情绪平稳对于心衰的意义

焦虑、抑郁、紧张等情绪可导致心衰患者症状加重，还会使患者依从性变差。焦虑是应对所感知到的风险发生的一种负性情绪，其来源既可以是内在的，也可以是外在的，而感知到的风险可以是真实的也可以是假想的。焦虑是心衰患者频繁出现的症状，与健康老年人相比心衰患者具有更高水平的焦虑症状。有研究表明，焦虑症状是心功能恶化、生活质量下降和频繁再住院的独立预测因素。1/3 的心衰患者既有焦虑症状也有抑郁症状，高水平的焦虑症状与高水平的抑郁症有关，因此，患者应保持良好的心理情绪状态，这对患者的情绪管理尤为重要。

（二）缓解心理压力的方法

1. 尊重宗教信仰

宗教信仰在心理疾病患者生活中扮演重要角色。信仰宗教的人往往表现出直觉思维的模式特点。宗教对心理治疗积极的作用表现在宗教可以提供积极的应对策略；宗教还提供了替代依恋对象；宗教倡导宽恕，有助于调节情绪和行为。对于有宗教信仰的患者应当鼓励其多参与一些宗教活动（祷告、诵经、唱赞歌等），让宗教信仰起到调适心理状态的作用。

2. 个人兴趣爱好对于心态平稳的作用

通过培养个人的兴趣爱好，如书法、绘画、雕刻、音乐、盆栽、旅游等，达到凝神静气的作用，逐步克服患者的不良情绪和心态。

3. 乐观信念对于保持心态平和的作用

乐观的信念能提升患者治疗疾病的信心，使患者处于良好的情绪状态，有利于血压的控制，因此，护理人员可以提供一些正面的名言警句，提升患者对于战胜疾病挫折的乐观信念。

4. 寻求心理咨询

与正能量的人交往，当自己有焦虑症状时及时咨询专业的心理医师。

（三）文化照顾的作用

1. 文化照顾保存

（1）向保持平稳心态的患者表示敬意。

（2）借助宗教信仰疾病观，安抚患者焦虑担忧的心情。

（3）从不同视角审视患病的意义，逐步提升患者乐观的心态，并向其阐述乐观的价值理念对于疾病治疗的意义。

（4）鼓励患者从事宗教活动（诵经，祈祷）行为，以保持心态平和。

（5）鼓励患者培养个人兴趣爱好，进行社交活动、旅行等，逐步达到凝神静气的目的。

2. 文化照顾调整/再建

（1）根据患者的文化水平，以相关医学知识或情绪波动导致疾病复发的案例阐述愤怒、暴躁等负面情绪对心衰的危害。

（2）借助家庭支持包容患者的不良情绪表现，并劝慰患者逐步改善。

二、认知

（一）正确认知对于心衰的意义

CHF 患者常因缺乏对疾病的认知，在治疗及自我管理中依从性较差，造成病情反复。研究表明低文化程度和低理解能力是阻碍患者进行有效疾病管理的两大障碍。一项研究显示，25%的老年患者无法理解来自医护人员的书面指导信息。另一项研究显示，低文化水平的患者与一般文化水平的患者相比有高达 10～18 倍的可能性无法识别自己所服用药物。因此，应对患者进行个性化的健康指导，增加患者的疾病知识，进一步促使患者的健康行为发生变化。

（二）树立正确认知的方法

1. 个性化的健康小讲堂

通过开设健康小讲堂，为患者讲解有关 CHF 的定义、发病机制、诱因、临床表现及自我管理三大任务概述（日常生活、疾病医学和情绪及认知管理），并运用跨文化护理理论中"日升模式"对患者进行文化方面的评估，若患者文化水平较低，可采用视频、图片等通俗易懂的资源与患者进行沟通，以增强其对疾病的理解。

2. 家庭支持的作用

家属提供患者足够的支持，多给予关心和鼓励。家属和患者一起了解疾病知识和自我管理的方式方法，共同学习相关的疾病知识，学习管理疾病的技能，家属可在其中起到监督引导的作用。

3. 宗教活动的作用

宗教信仰可以引导患者以平和的心态积极应对疾病。如佛法尊崇：生、老、病、死是我们人生在所难免、无法逃避且必须经历的痛苦。佛陀曾讲述人生有五不可得避，即老、病、死、灭、尽；病是其中之一。病苦固然可怕，但我们不能被疾病打倒击败，所以，佛教并不主张我们以消极的心态对待病苦，而是应该积极地去面对，正确地治疗，勇敢地超越。对于有宗教信仰的患者应鼓励其多参与宗教活动（祷告、诵经、唱赞歌等），使患者积极应对疾病。

（三）文化照顾的作用

1. 文化照顾保存

（1）向有正确疾病认知的患者表示敬意。

（2）对有宗教信仰的患者,鼓励其多参与宗教活动。

2. 文化照顾调整/再建

（1）根据患者的文化水平,以不同方式向患者讲解因缺乏对疾病的认知所导致的严重事件,以增加患者对树立正确疾病认识的重视。

（2）家属提供患者足够的支持,多给予关心和鼓励,共同认识疾病,参与疾病的管理。

三、社会适应

（一）意义

CHF 患者病程长,预后差,生活质量差,伴随着躯体症状(如气促,水肿)的反复发作,让患者始终处于一种紧张的心理应激状态,导致情绪低落、失眠、社会行为退化,依赖心增强,最终丧失治疗信心。社会支持被看作是决定心理应激与健康关系的重要中介因素之一,具体是指来自社会各方面的包括家庭、亲属、朋友、同事、伙伴、党团、工会等组织所给予个体的精神上和物质上的帮助支援,反映了一个人与社会联系的密切程度和质量。CHF 患者,尤其是老年 CHF 患者,在进行自我管理时通常依赖于社会支持,如家庭照顾者良好的沟通能力、问题解决能力以及陪伴患者进行与医护人员的沟通等都与患者较高的自我管理水平、生活质量和饮食依从性等有关。

（二）提高患者社会适应的方法

1. 应激心理下的管理技巧

（1）静坐

当感觉自己注意力不集中,心情烦躁时,静坐 5～10 min,把精力集中到周围的声音上,集中到自己的感觉上,如果自觉心跳放慢,压力的症状有所减缓,就达到了静坐的目的。

（2）听音乐

倾听音乐,可以让我们摆脱繁杂的思绪,促进心情愉悦,恢复精力。

（3）沟通

沟通是人与人之间、人与群体之间思想与感情的传递与反馈的过程。患者把心中积聚的压力倾诉给家属或朋友,可以得到家属和朋友额外的关心,从而得到一个正向的反馈,有助于缓解患者的压力。

2. 适应心衰状态下的生活

CHF 患者病程长,躯体症状(如气促,水肿)会反复发作,患者应正确面对疾病,学会对疾病进行管理,逐步适应心衰下的生活。

3. 社交活动

当患者病情稳定时,恢复或维持一定的社交活动,如参与休闲娱乐活动、社会公益活动或宗教仪式(如教堂礼拜、上香拜佛)等。

(三)文化照顾的作用

1. 文化照顾保存

(1)向主动寻求社会支持的患者表示敬意。

(2)有宗教信仰的患者,鼓励其多参加宗教活动。

2. 文化照顾调整/再建

(1)家庭、亲属、朋友、同事、伙伴、党团、工会等组织为患者提供支持,鼓励其积极面对疾病。

(2)在病情稳定后,鼓励患者恢复或维持一定的社交活动。

第四节　案　例　实　践

　　通过查阅病例,了解患者出院前的各项临床资料,如生命体征、心电图、心功能分级、6 min步行试验、血浆 N 末端 B 型脑利钠肽(NT-proBNP)等。然后,护士对患者进行一对一的深入访谈,全方面地评估生理、心理、社会、文化因素以及生活意愿、需求、患病体验等。

　　依据跨文化目标激励自我管理模式确定访谈提纲,具体包括:①您希望我们如何称呼您? 您可以与我们分享您住院前怎样照顾自己的吗? ②马上就要出院了,您觉得自己身体各方面状况怎么样? 有什么感受和担心吗? ③您现在的生活需求有哪些? 生活目标是什么? 最让您感到自豪的是什么? 到目前为止,您觉得有什么心愿或遗憾吗? 需要完成什么事情会让您觉得自己的人生更加完美或者圆满? ④您觉得自己不同于别人的地方在哪里? 做什么事情会让您感到快乐? 当您感到有压力的时候,您通常会采取什么措施? ⑤请您试想一下,5 年、10 年、15 年后的您的身体状况是什么样子? ⑥您的生活方式、生活习惯有哪些? 比如饮食、睡眠、锻炼、社交活动、娱乐活动等。您觉得哪些方面是做得好的,哪些方面还有待改进? ⑦您觉得哪些是引起此次心衰发作的主要诱因? 您有想要改变这些因素吗? 最想要改变或者改善哪一方面? 如果这个方面改变或改善后,您的生活或者健康会发生什么变化? ⑧为了改变或者改善这个方面,您觉得当下自己可以开始做些什么? 会遇到哪些困难? 您可以通过什么方法来克服这些困难或障碍? 希望我们能为您提供哪些帮助和资源? ⑨有哪些家庭成员或朋友可以帮助您达成目标? 访谈过程中,征得患者同意进行录音,并做简要记录。

一、疾病医学管理

(一) 临床资料

　　患者男,65 岁,安徽人,因"反复胸闷伴双下肢水肿 3 日,伴咳嗽、咯白色黏痰"来院急诊检查。心电图提示:房颤,T 波倒置。临床化验肌酸磷酸激酶同工酶 5.04 ng/ml、高敏肌钙蛋白 0.03 ng/ml,心超:二尖瓣、三尖瓣中度返流,左室射血分数(LVEF)35%。胸片示:心影增大。既往史无。入院后行冠脉造影检查,排除血管问题。明确为"扩张性心肌病,NYHA 心功能分级:Ⅲ级"。经过两周治疗,病情稳定,患者两肺呼吸音清,心界大,窦性心律,拟出院。

(二) 个案管理

1. 评估

(1)临床资料收集

　　主要访谈结果记录如下:陈某,在上海居住 20 年。硕士学历,某外企经理,不抽烟不喝酒。与妻子同住,妻子是营养师,两人有一 20 岁的女儿,在美国上大学。因工作和女儿的原因,陈某经常长途旅行。分析此次住院原因为从美国出差返沪后,因为天气温差变化,未及时增添衣物,引起咳嗽、咳痰等症状,且未及时采取处理措施,导致出现心衰症状。经住院治疗后,目前血压 120/85 mmHg(1 mmHg＝0.133 kPa),心率 70 次/分,呼吸 16 次/分。纽约心脏病协会(New York Heart Association,NYHA)心功能分级 Ⅲ 级、6 min 步行试验 400 m、NT-proBNP 108 ng/L。陈某热爱工作,喜欢利用假期和家人一起旅行。生活目标是希望女儿美国大学毕业后,能找到一份自己喜欢的工作,看着女儿成家立业。平日属于"工作狂",但也会尽量做到规律作息,并且充分利用公司的健身房,在工作压力大的时候通过跑步、游泳等方式健身和减压。在国内时,因工作时间比较弹性,陈某每天都会回家和妻子一起晚餐,妻子会为其准备营养均衡的晚餐。在公司与同事相处融洽,会经常组织集体活动增加员工之间的社交活动。(笑着说)不想退休,希望这种工作状态还能持续 10 年。陈某表示因为经常长途旅行,想多学习一些如何避免心衰诱因的方法,也想与妻子一起学习一些急救的方法,这样全家一起出去旅行的时候也会安心一些。

(2)自我管理问题和目标综合分析

通过综合分析明确患者的自我管理问题和目标。运用课题组前期设计的老年 CHF 患者跨文化自我管理健康行为变化激励目标体系,将患者的自我管理目标分为疾病医学管理目标、日常生活管理目标、情绪和认知管理目标 3 个方面,每方面细分出具体的小目标,如表 7 所列。根据评估结果,即根据患者的生理、心理、社会、文化因素、生活意愿、需求和患病体验,明确各目标对患者而言是有更多的有利因素还是不利因素,具有不利因素的目标即是以护士为主导的多学科团队与患者需要共同制定目标来进行改善的。由分析各目标的有利因素和不利因素可知,该患者的自我管理问题为:①不能识别出胸闷气促的心衰症状;②不知道感染、贫血等诱因以及心肺复苏等急救措施。因此,相对应的自我管理目标为:①识别出胸闷气促的心衰症状;②了解感染、贫血等诱因以及心肺复苏等急救措施。

表 7　患者自我管理目标的有利因素和不利因素分析

目标层次		有利因素	不利因素
疾病医学管理	药物管理	能规律服药	—
	症状管理	—	不能识别出胸闷气促的心衰症状
	诱因和急救管理	—	不知道感染、贫血等诱因以及心肺复苏等急救措施
日常生活管理	饮食习惯	健康均衡的饮食	—
	活动和休息	规律作息,会利用健身房进行健身和减压	—
	其他生活习惯	不抽烟不喝酒	—
情绪和认知管理	心理管理	情绪稳定	—
	认知管理	认知水平正常	—
	社会适应	社会适应能力佳	—

2. 计划与实施

根据患者的自我管理问题、生活意愿、目标和文化背景制订个性化的自我管理目标。目标制定完成后,须借助跨文化理论模型的方法学评估患者当前行为改变的阶段,见表 8 所列及附录。

表 8　目标的跨理论模型阶段评估

目标 / 所处阶段	前意向阶段	意向阶段	准备阶段	行动阶段	维持阶段
识别出胸闷气促的心力衰竭症状	判断依据：在未来 6 个月内没有清楚描述心衰基本症状和体征的打算。应对措施：①对患者当前的行为抱以共情和接受的态度；②使用反映性倾听，表示理解并尊重患者的感受；③确认患者没有准备好这件事实，并且不要试图让患者改变，否则可能会引起患者的抗拒心理；④致力于理解患者，提出问题，让患者说出自己对基本症状和体征的看法，以及过去是否有过类似问题；⑤意识唤醒起：发现并学习相关支持的清楚描述心衰基本症状和体征行为改变的事实、观念和例证；⑥生动解脱：描述心衰的基本症状的体验（恐惧、焦虑、苦恼），如引导患者回忆上次因心衰发作入院的场面，测激患者朝向健康情感解脱的方向努力	判断依据：准备在未来 6 个月采取行动，做到清楚描述心衰的基本症状和体征。应对措施：①开始帮助患者理解清楚心衰基本症状和体征的好处；②开始针对性地对心衰基本症状和体征进行自我管理的障碍以及哪些障碍是可以克服的；③帮助患者识别真正了解过去清楚描述心衰基本症状和体征的差异，描述心衰的体验以发现真正的自我管理目标，以及目前行为与良好愿景的差异，基本症状和体征将会有益于自我效能，定成为什么样子，面对冲突，将出去在工作、家庭等方价：让患者倾听家属对于其因不清楚描述心衰基本症状和体征导致症状不能早期识别的感受	判断依据：准备在未来 30 天内采取行动，并且已经做到了一些准备步骤，能够清楚描述心衰的基本症状和体征。应对措施：①自我解放：让患者对于清楚描述心衰基本症状和体征行为做出决心，如通过签署自我管理目标激励协议书，并向身边的家人好友表示承诺；②社会解放：增强患者的基本信念，得到社会支持，增强患者的决心。利用政策、法律、法规等，让患者意识到清楚描述心衰基本症状和体征的重要性，如告知《中国防治慢性病中长期规划（2017—2025 年）》的通知中指出倡导"每个人是自己健康第一责任人"的理念，已健康为成形成促进群众形成健康的行为方式	判断依据：清楚描述心衰的基本症状和体征的行为已经发生并至少 6 个月。应对措施：①患者能用自己的话说出清楚描述心衰的基本症状和体征的意义（知识目标）；②患者描述能对自己健康出现心衰的基本症状和体征（技能目标）；③患者能够将每天发生于的心衰基本症状和体征记录于"自我管理日志本"上；④帮助患者清楚描述心衰症状还存在哪些困难阻碍因素？根据患者的回答，提供相应的心理支持资源，善用并寻求并运用对清楚描述心衰基本症状和体征运用对清楚的关怀⑤反条件化：也称心衰的自我管理提供新技术和方法，寻找更健康的行为可以让患者说出一些替代行为建议；⑥强化管理：通过强化清楚描述心衰的基本症状和体征代以奖励的情形如改变，如通过奖励"电子血压计"激励患者进行改变的过程	判断依据：清楚描述和体征的行为已经发生并超过 6 个月。应对措施：①护士应继续提供鼓励，帮助患者克服引导患者时常回顾他的优势、生活愿景；②根据患者设定新的自我管理目标先顺序，帮助患者设定新的自我管理目标

（续表）

目标	所处阶段	前意向阶段	意向阶段	准备阶段	行动阶段	维持阶段
了解感染、贫血等诱因以及心肺复苏等急救措施		**判断依据**：在未来6个月内没有了解感染、贫血等诱因以及心肺复苏等急救措施的打算。**应对措施**：①对患者当前的行为抱以共情和接受的态度，并且不要试图让患者改变，以使患者有准备的感受；②使用反映性倾听，表示理解和尊重患者的感受；③确认患者没有准备改变这一事实，并且不要刚起患者的抗拒心理；④致力于理解患者，拒绝提出问题，让患者说出自己对当前不了解感染、贫血等诱因以及心肺复苏等急救措施的经历，以及过去有没有看差异，指导患者真正可以克服的经历有哪些；⑤意识唤起：通过讲解临床真实案例发现并改变的行为，如通过讲解临床真实案例唤醒患者改变的意识和希望；⑥生动解脱：体验不了解感染、贫血等诱因而导致心衰恶化这种情感，刺激患者脱离这种情感体验（恐惧、焦虑、苦恼）；如引导患者回忆上次因不了解感染、贫血以及心肺复苏因导致心衰恶化而再住院的场面，刺激患者摆脱这种情感的方向的努力	**判断依据**：准备在未来6个月采取行动，了解预防感染、贫血等诱因以及心肺复苏等急救措施。**应对措施**：①开始救励患者评估预防感染、贫血和了解心肺复苏等急救措施的利弊，以便帮助他了解心肺复苏等急救措施的好处；②开始有针对性地对患者进行和心肺复苏等急救措施的健康教育；③帮助患者识别真正能克服的障碍以及发现那些差异，指导患者真正可以克服的障碍的；④发现预防感染、贫血等诱因以及心肺复苏等急救措施的清前没有和了解过去体验，帮助患者树立并将有益于他的预防感染、贫血等急救措施的积极体验，以发现预防感染、贫血等诱因以及心肺复苏等急救措施将如何有益于自我的未来；⑥自我再评价：通过肯定患者过去正在工作，将指出的自己正在肯定等方面，引导患者思考个人当健康方面，引导患者思考为什么付出这样的努力，故动引导患者了解如何与健康方面，引导患者了解后会成为什么样子，当前价值观看有是如何与冲突，再评价；当前患者倾听与于其因以及心肺复苏等诱因导致心衰恶化而住院时的感受	**判断依据**：准备在未来采取行动，并且已经做到了采取了一些准备步骤以及心肺复苏、贫血等急救措施。**应对措施**：①自我解放：增加患者对于预防感染和了解心肺复苏等急救措施行为的自主决定与承诺，如通过签署自我管理目标协议书，并向身边的家人好友承诺自己预防感染、贫血等急救措施的支持；②社会解放：让患者了解目标和了解等的重要性，利用增强识别预防感染、贫血等诱因以及心肺复苏等急救措施的政策、法律法规等，如告知到患者国务院办公厅关于印发《中国防治慢性病中长期规划（2017—2025年）》的通知中指导出倡导"每个人是自己健康第一责任人"的理念，促进患者了解形成健康的群众行为方式	**判断依据**：预防感染、贫血等诱因以及了解的行为已经发生但少于6个月。**应对措施**：①患者能用自己的话说出预防感染、贫血等急救措施的意义（知识目标）；②患者能向护士列举如何预防感染、贫血等急救措施（技能目标）；③患者能将自己预防感染、贫血等急救措施的心肺复苏等自我管理日志记录于"自我管理记录本"上；④帮助患者了解心肺复苏等急救措施的实现的支持者还存在哪些困难和了解心肺复苏等急救措施？根据患者的回答，提供相应的支持和资源；⑤善用关怀运用他人的支持技巧，寻求这些相应的社会支持；⑥反条件化：用可供选择的健康行为或认识替代不健康的行为，可以让患者说出不能预防感染、贫血等诱因了解情形并建议一些可替代说出了解心肺复苏等建议以维持患者对预防感染行为的认知改变；⑦强化管理：通过强化手段对预防感染、贫血和了解心肺复苏等急救措施行为进行改变的过程管理，如用"电子血压计"激励患者进行行为改变的过程	**判断依据**：预防感染、贫血等诱因以及了解施的行为已经发生并超过6个月。**应对措施**：①护士应继续提供鼓励、帮助致使患者克服可能导致复发的障碍，引导患者常回顾他的优势、生活愿景，目标和激励措施的自我管理；②根据患者管理优先顺序、帮助患者设定新的自我管理目标

当患者处于跨理论模型的准备、行动和维持阶段时,方可制定具体的个案管理计划。个案管理计划由以护士为主导,集药剂、营养、康复、心理等专业人员一体的团队合作完成。本例的自我管理计划由护士和心内科医生与患者共同制定完成,见表9所列。根据自我管理目标及计划,采取与文化照顾保存、调整及再建相对应并体现过程激励的干预措施。

表9　实现自我管理目标的计划、实施和激励措施

目标	计划	实施	目标激励措施
识别出胸闷气促的心衰症状	1. 了解可能导致胸闷气促的原因及其早期识别和预防; 2. 学会监测血压、呼吸、脉率,学会检查踝部有无水肿。	1. 文化照顾保存:①表扬患者希望识别出胸闷气促的心衰症状的意愿;②鼓励患者和家属定期来院参加由护士和心内科医生举办的心衰症状和体征相关的健康教育讲座。 2. 文化照顾调整:①了解食欲下降、疲乏加重、夜间阵发性呼吸困难及端坐呼吸等症状与胸闷气促症状的关系;②知晓当前的心功能级别(如不引起胸闷气促的步行距离、楼层高度等);③使用心衰自我管理日志本记录每日症状和体征。 3. 文化照顾再建:识别出胸闷气促症状后及时来院就诊。	1. 以护士为主导的多学科团队成员的口头表扬和鼓励; 2. 为患者提供便携式电子血压计以激励患者实现目标。
了解感染、贫血等诱因以及心肺复苏等急救措施	1. 了解感染和贫血引起心衰发作的原因; 2. 与家属一起学习心肺复苏等急救措施。	1. 文化照顾保存:①表扬患者愿意了解感染、贫血等诱因以及愿意学习心肺复苏等急救措施的意愿;②鼓励患者和家属定期到医院参加由护士和心内科医生举办的心衰诱因和急救的健康教育讲座。 2. 文化照顾调整:①了解预防感染的方法(如根据天气变化及时增添衣物、在公众场所佩戴口罩、免疫接种流感和肺炎疫苗);②了解预防贫血的方法(如进食富含铁、蛋白质和维生素C等丰富的食物);③使用心衰自我管理日志本记录采取预防感染、预防贫血的措施,记录学习心肺复苏等急救措施的要点和心得。	1. 以护士为主导的多学科团队成员的口头表扬和鼓励; 2. 患者给自己制定激励措施,若能在6个月内实现不因感染和贫血引起再住院的目标,则给自己放两周的假期,与妻子一起去美国看望女儿。

3. 评价与反馈

干预结束后,对患者的自我管理目标达成情况进行评价,并将结果反馈给患者、家属以及多学科团队成员。该患者跨文化目标激励自我管理结果见表10所列。

表10　患者跨文化目标激励自我管理结果评价表

项目	结果评价			
自我管理目标	知识掌握①	技能掌握	日志本记录情况②	组织奖赏情况
识别出胸闷气促的心衰症状	合格	识别出胸闷气促的症状并能及时入院就诊	合格	便携式电子血压计
了解感染、贫血等诱因以及心肺复苏等急救措施	合格	采取预防感染和贫血的措施,心肺复苏急救措施考核合格	合格	与妻子一起去美国看望女儿
自我管理量表总分③	干预前62分,其中药物管理18分、饮食管理8分、心理和社会适应管理16分、症状管理20分;干预后70分,其中药物管理及饮食管理得分不变,心理和社会适应管理18分,症状管理26分			
NYHA心功能分级	干预前Ⅲ级;干预后Ⅱ级			
6 min步行试验	干预前400 m;干预后610 m			
NT-proBNP	干预前108 ng/L;干预后65 ng/L			
6个月内有无胸闷气促	无			
6个月内再住院次数	0次			

①知识掌握合格指患者能用自己的语言叙述实现该目标对心力衰竭疾病的影响;②日志本记录情况合格指患者能每日记录自己监测心衰症状和体征、采取预防感染和贫血的措施、学习心肺复苏术的要点和心得;③测量自我管理总分的工具为2012年上海交通大学护理学院施小青等设计的心力衰竭患者自我管理量表。

二、日常生活管理

(一)临床资料

患者,女性,70岁。2周前患者感冒,但未引起重视,只是多饮热水和喝鲫鱼汤,未就医及其他处理。此次因"双下肢水肿一周"来我院就诊。患者平时体重 75 kg，入院时体重 92 kg，气急不能平卧，心功能Ⅲ级，平车入病房。入院后诊断：心衰。既往史：病毒性心肌炎。

（二）个案管理

1. 评估

（1）临床资料收集

主要访谈结果记录如下：王某，上海人，纺织厂退休工人。年轻时丧偶未再嫁，独自一人把儿子养大。现与儿子儿媳同住，帮忙带一个 7 岁的孙女。因儿子儿媳工作繁忙，平日王阿姨负责家务、接送孙女上下学。分析此次住院原因为下雨天接送孙女回家时，被雨水淋湿后开始出现感冒症状，因担心年纪大了吃感冒药会产生副作用，故未服用任何药物，饮用了大量热水和鲫鱼汤，认为可以驱寒治疗感冒。两周后，发现摁压脚踝处时有凹陷，知道双下肢有水肿，但因不想给儿子造成负担，没有去医院，只是尽量卧床休息，一周后不见好转反而加重，故入院接受治疗。经住院治疗后，目前血压 132/95 mmHg（1 mmHg＝0.133 kPa），心率 76 次/分，呼吸 18 次/分。纽约心脏病协会心功能分级Ⅲ级、6 min 步行试验 320 m、NT-proBNP 148 ng/L。王某性格开朗、勤劳热心，街坊邻居都愿意与她交往聊天，她也将这视为一种很好的缓解压力的方式。王某的生活目标是减轻儿子和儿媳的负担，将孙女带大。因此平日她规律作息、注重天气变化时及时添衣加物、晚饭后在小区里散步、锻炼身体，看电视时关注医学科普频道，学习一些急救知识。除了照顾孙女、做家务，王某平日也会做一些刺绣的活儿，并且让儿子把她的刺绣作品装裱起来，节假日时送给亲朋好友，她说希望自己去世后能留下一点什么。因为年轻时在纺织厂工作，每日饮食都是咸菜、榨菜、咸鸭蛋等腌制食品，所以口味偏咸。现在虽为了家人的健康，做饭时尽量少放盐，但总感觉味道太淡吃起来没胃口，所以每顿饭自己还是会吃一些腌制食品来下饭。王某想多学习一些低盐又美味的烹饪方法。

（2）自我管理问题和目标综合分析

通过综合分析明确患者的自我管理问题和目标。运用课题组前期设计的老年 CHF 患者跨文化自我管理健康行为变化激励目标体系，将患者的自我管理目标分为疾病医学管理目标、日常生活管理目标、情绪和认知管理目标 3 个方面，每方面细分出具体的小目标，如表11 所列。根据评估结果，即根据患者的生理、心理、社会、文化因素、生活意愿、需求和患病体验，明确各目标对患者而言是有更多的有利因素还是不利因素，具有不利因素的目标即是以护士为主导的多学科团队与患者需要共同制定目标来进行改善的。由分析各目标的有利因素和不利因素可知，该患者的自我管理问题为：①喜食高盐腌制饮食；②不知道大量饮用热水和汤会引起水肿问题。因此，相对应的自我管理目标为：①低盐饮食、减少或不摄入腌制食品；②正确计划液体的摄入量。

表11　患者自我管理目标的有利因素和不利因素分析

目标层次		有利因素	不利因素
疾病医学管理	药物管理	能规律服药	—
	症状管理	能识别出双下肢水肿的症状	—
	诱因和急救管理	知道感染、贫血等诱因以及心肺复苏等急救知识	—
日常生活管理	饮食习惯		喜食高盐腌制饮食；饮用大量热水和汤
	活动和休息	规律作息	—
	其他生活习惯	不抽烟不喝酒	—
情绪和认知管理	心理管理	情绪稳定	—
	认知管理	认知水平正常	—
	社会适应	社会适应能力佳	—

2. 计划与实施

　　根据患者的自我管理问题、生活意愿、目标和文化背景制订个性化的自我管理目标。目标制定完成后，须借助跨文化理论模型的方法学评估患者当前行为改变的阶段，见表12所列及附录。

表 12 目标的跨理论模型阶段评估

目标/所处阶段	前意向阶段	意向阶段	准备阶段	行动阶段	保持阶段
低盐饮食、减少或避免摄入腌制食品	**判断依据：** 在未来6个月内没有减少或避免高盐和腌制食品食物的摄入的打算。**应对措施：** ①对患者当前的行为接受以共情和接纳的态度，表示理解和尊重患者，否则可能会引起他的抗拒心理；②确认这一事实，并且不要试图让患者说出当前减少或避免高盐和腌制食品食物的问题，提出当患者有过减少高盐和腌制食品饮食的经历；③生动唤起：体验高盐和腌制食品食物的意念和希望：观念变化，如通过回忆上次因心衰发作入院引导患者回顾上次因心衰发作入院情感方面，通过消极变情感体验，并引导患者情感朝解脱这种食品固醇饮食的方向努力	**判断依据：** 准备在未来6个月采取行动，做到减少或避免高盐和腌制食品食物的摄入。**应对措施：** ①开始鼓励患者评估减少或避免高盐和腌制食品食物的摄入的好处，以便帮助他们理解低脂胆固醇饮食对他的好处；②开始针对性地对健康自我管理进行健康教育，让患者认识到减少高盐和腌制食品食物的障碍以及哪些障碍是可以克服的；④发现差异：指导患者了解过去低脂胆固醇饮食的状态的情景，帮助患者树立对低脂胆固醇饮食的积极体验，帮助患者发现理想的未来，以及目前现有的差异；⑤自我再评价：通过自我评价，将这种努力应用于个人的未来，如家庭等方面，引导患者思考当你低脂胆固醇饮食后会造成低胆固醇饮食的行为也是如何与良好愿景的差异，以及目前现有的自我管理技能；⑥环境再评价：让患者倾听家属对其因高脂高盐胆固醇饮食致心衰恶化再住院时的感受	**判断依据：** 准备在未来30 d内采取行动，并已经采取了一些准备步骤做到减少或避免高盐和腌制食品食物的摄入。**应对措施：** ①自我解放：增加患者对于低脂胆固醇饮食行为的决心，得自主决定署自我管理目标，通过签署协议书，激励他们做到低脂胆固醇饮食的决心，得到家人好友的支持，并向身边的人承诺；②社会解放：利用政策、法律、法规等，得患者意识到低脂胆固醇饮食的重要性，如告知每个人是自己健康第一责任人的理念，倡导群众形成健康的行为和生活方式，如国务院办公厅关于印发《中国防治慢性病中长期规划（2017—2025年）的通知中倡导广泛宣传合理膳食、普及营养科学知识、规范慢性病科普健康管理、倡导健康等健康科普	**判断依据：** 减少或避免高盐和腌制食品食物的摄入的行为已经发生但少于6个月。**应对措施：** ①患者能用自己的话说出低脂胆固醇饮食对自己健康的意义（知识目标）；②借助一些食品图片，患者能准确识别出哪些是低脂胆固醇食物（技能目标）；③患者能每天将低脂饮食情况记录于"自我管理日志本"上；④帮助患者的实现？根据患者还存在哪些困难把握低脂胆固醇的支持和资源，如患者边的困难，护士则可了解患者的困难，既可帮助解决患者的困难，也可提供相应的支持，也可求并运用对患者提供"控油壶"，既可让患者会到心理或运用对患者提供关怀行为，可以让患者体会到社会支持；⑤反条件化：也称办公化，用可供选择的健康行为如亲友等关怀行为，用可供选择的健康行为替代，一些可替代不健康行为，护士则可指导患者进行饮食的关怀行为，如患者因为外出就餐时，很难做到低脂胆固醇饮食时，可指导患者少点餐时告知需要低脂胆固醇饮食的认知行为进行低脂胆固醇饮食，护士则可做到自己食物青少放油；⑥强化管理：通过对低脂胆固醇饮食控制和维持患者对低脂胆固醇饮食的认知行为的改变的过程；⑦刺激控制：控制出高脂胆固醇饮食，例如张贴低胆固醇饮食，如改变你的刺激物（如新鲜蔬菜和水果、新鲜的肉，而非加工、腌制和罐头的食物等）于患者出入频繁的地点，如冰箱、厨房、客厅等，以增加低脂低胆固醇饮食的机会	**判断依据：** 减少高盐和腌制食品食物的摄入并超过6个月，或避免高盐和腌制食品食物的摄入已经发生并超过6个月。**应对措施：** ①护士应继续提供鼓励，帮助患者克服对改变的障碍，引导患者时常回顾他的优势、生活愿景、目标和激励措施；②根据患者的自我管理情况，帮助患者重设者的自我管理目标，帮助制定新的自我管理目标

（续表）

目标 / 所处阶段	前意向阶段	意向阶段	准备阶段	行动阶段	保持阶段
正确计划液体的摄入量	**判断依据**：在未来6个月内没有正确计划液体的摄入的打算。 **应对措施**：①对患者当前的行为抱以共情和接纳当前的行为态度，表示理解和尊重患者的意愿，改变这一事实，并且不要尝试改变他，否则可能会引起患者的抗拒心理，提出当前不正确计划液体的摄入看法，以及过去是否有过了解的经历；②使用有反映性的倾听，帮助患者了解差异，发现并学习的清晰愿景，以发现自己的差异；③确认患者对当前不正确计划液体的摄入行为，加以正确地引导患者进行开始有针对性的自我管理饮食改变，让患者尝试开始认识与树立正确信念；④致力帮助患者识别真正致力于理解患者，提出当前不正确计划液体的摄入行为，以及过去是否有过了解的经历；⑤意识唤起：发现并学习到自己对当前不正确计划液体的摄入的看法及技巧，如引导患者回忆以上次因心衰发作住院时的场景的体验，观念，通过刺激过消极情感，让患者朝解脱这种情感的方向努力	**判断依据**：准备在未来6个月采取行动，做到正确计划液体的摄入。 **应对措施**：①开始鼓励患者评估正确计划液体的摄入的利弊，以便帮助他理解正确计划液体的好处；②使用理解和尊重患者没有准备开始做这些改变的意图，让患者尝试开始认识与做准备；③帮助患者树立正确的饮食改变的想法，发现差异，帮助患者识别他想要了解差异是否有过了解的经历，提出当前不正确计划液体的摄入的看法，以及过去是否有过了解的经历；④将其再正确计划液体的摄入应用于有益于个人健康方面，引导患者思考，当你正确计划液体的摄入后应如何与你当前的行为有冲突，当前的行为是怎样子，引导患者正确地应用于个人健康方面；⑤自我再评价：通过肯定患者过去在工作、家庭等方面付出的努力，鼓励患者回顾自我，将这种努力也应用到正确计划液体的摄入评价；⑥自我强化：让患者过去对有益有效的自我效能，以及将如何有利于良好愿景的未来	**判断依据**：准备在未来30天内采取行动，并且已经采取了一些准备步骤做到正确计划液体的摄入。 **应对措施**：①自我解放：增加患者对正确计划液体的摄入认同信念，如通过签署自我管理协议书，并向身边的家人好友承诺做到正确计划液体的摄入，得到他们的支持；②社会解放：利用现有政策、法律、法规等，让患者意识到正确计划液体的摄入目标承诺。如告知患者国务院办公厅关于印发《中国防治慢性病中长期规划（2017—2025年）》的通知中倡导广泛宣传合理膳食等健康科普知识，规范引导"每个人是自己健康第一责任人"的理念，倡导"每个人是自己健康第一责任人"的理念，促进群众形成健康的行为和生活方式	**判断依据**：正确计划液体的摄入的行为已经发生但少于6个月。 **应对措施**：①患者计划液体的摄入量正确（知识/技能）说出正确计划液体的摄入的意义，患者能准确说出每天正确的健康摄入量记录于"自我管理日志本"上；②帮助患者明确在哪些困难难以实现？根据出困难很容易，但是受正确计划液体的摄入量目标还存在哪些困难的原因，提供相应的营养成分每天将向患者做出各种正确的回答，提供相应的营养和激励目标，帮助制定的自我管理目标；③询问患者：找到正确做到自我管理的优势、目标和激励措施；④根据目标，帮助制定新的自我管理目标；⑤反条件化：也称正确认识不正确计划液体的摄入行为，用可供选择的健康行为代之；⑥强化管理：通过强化手段控制和维持行为改变，必要时可转诊至营养师处，进行全面的营养评估后制定个性化的饮食方案，如减少使用替代健康，如减低盐饮食美食，有助于一些可替代的饮食习惯；⑦刺激控制：控制引发相同行为频繁的地点，如冰箱、厨房、客厅等，以提醒患者多关注衡膳食的相关知识	**判断依据**：品正确计划液体的摄入的行为已经发生并超过6个月。 **应对措施**：①护士应继续提供鼓励，帮助患者克服可能导致复发的时常，生回顾他的优势、目标和激励，目标和激励，帮助患者设定新的自我管理目标；②根据自我管理情况，帮助患者设定新的自我管理目标

　　当患者处于跨理论模型的准备、行动和维持阶段时,方可制定具体的个案管理计划。个案管理计划由以护士为主导,集药剂、营养、康复、心理等专业人员一体的团队合作完成,本例自我管理计划由护士和营养师与患者共同制定完成,见表13所列。根据自我管理目标及计划,采取与文化照顾保存、调整及再建相对应并体现过程激励的干预措施。

表 13　实现自我管理目标的计划、实施和激励措施

目标	计划	实施	目标激励措施
低盐饮食、减少或不摄入腌制食品	1. 了解摄入过多的盐对心力衰竭疾病的影响。 2. 使用控盐勺,知道当前每日摄盐量,后期逐渐减量至每日 6 g。 3. 了解高盐(钠)食物的种类,如腌、卤、熏的食物,罐头、速食,酱油、鸡精等调料。	1. 文化照顾保存:①表扬患者希望知晓低盐饮食意义的意愿;②鼓励患者和家属定期来院参加由护士和营养师举办的心衰饮食相关的健康教育讲座和烹饪课堂。 2. 文化照顾调整:①使用盐勺、盐的替代品和少盐的烹饪方法;②学会看食品标签;③使用心衰自我管理日志本记录每日摄盐量。 3. 文化照顾再建:①会计算 1 个咸鸭蛋或者 1 包榨菜/咸菜的含盐量,每日摄入 1 次,量 3 g,用食品电子秤测量;②一家 5 口人食盐总量称量,含黄泥螺、醉蟹、酱油、鸡精等,每日 30 g 以内。	1. 以护士为主导的多学科团队成员的口头表扬和鼓励。 2. 为患者提供控盐勺以激励患者实现低盐饮食的目标。 3. 会计算每日摄盐量则奖励食品电子秤 1 个。
正确计划液体的摄入量	1. 了解摄入过量液体引起心衰发作的原因。 2. 学习控制过多液体摄入的方法。	1. 文化照顾保存:表扬患者愿意了解摄入过量液体引起心衰发作的意愿。 2. 文化照顾调整:①学习如何控制过多液体的摄入(如使用带刻度的水杯计量每日饮水量,学会估计每日饮用的汤量);②掌握缓解口渴的技巧,夏天口干时可以口含冰块,或者使用小喷壶;③使用心衰自我管理日志本记录每日饮水量,必要时记录尿量,使出入平衡。	1. 以护士为主导的多学科团队成员的口头表扬和鼓励。 2. 奖励患者带刻度的水杯、小喷壶和量杯以激励患者实现正确计划液体的摄入的目标。

3. 评价与反馈

干预结束后,对患者的自我管理目标达成情况进行评价,并将结果反馈给患者、家属以及多学科团队成员。该患者跨文化目标激励自我管理结果见表 14 所列。

表 14　患者跨文化目标激励自我管理结果评价表

项目	结果评价			
自我管理目标	知识掌握①	技能掌握	日志本记录情况②	组织奖赏情况
低盐饮食、减少或不摄入腌制食品	合格	每日摄盐量维持在 5 g 内	合格	控盐勺、食品电子秤
正确计划液体的摄入量	合格	指导如何计算出入量	合格	带刻度的水杯、小喷壶和量杯
自我管理量表总分③	干预前 61 分,其中药物管理 16 分、饮食管理 5 分、心理和社会适应管理 22 分、症状管理 18 分;干预后 71 分,其中药物管理及心理和社会适应管理得分不变,饮食管理 9 分,症状管理 24 分			
NYHA 心功能分级	干预前Ⅲ级;干预后Ⅱ级			
6 min 步行试验	干预前 320 m;干预后 560 m			
NT-proBNP	干预前 148 ng/L;干预后 75 ng/L			
6 个月内有无胸闷气促	无			
6 个月内再住院次数	0 次			

①知识掌握合格指患者能用自己的语言叙述实现该目标对心衰疾病的影响;②日志本记录情况合格指患者能每日记录自己的盐摄入量、液体摄入量等;③测量自我管理总分的工具为 2012 年上海交通大学护理学院施小青等设计的心衰患者自我管理量表。

三、情绪和认知管理

（一）临床资料

患者,男性,61岁。既往有风湿性心脏病史、高血压史20余年。此次因急性血压升高来院就诊。入院后查体:体温:36.5℃,脉搏120次/分,呼吸:30次/分,血压180/100 mmHg。双肺可闻及湿啰音。入院诊断:心衰,心功能Ⅲ级。

（二）个案管理

1. 评估

（1）临床资料收集

主要访谈结果记录如下:赵某,退休职工,不抽烟不喝酒。身高172 cm,体重80 kg。信仰佛教,在庙内拜师,定期前往诵经。与老伴和儿子同住,平日规律服药、饮食清淡、每日早晨遛狗散步1 h。三个月前因在家中跌倒导致右髋骨骨折,经卧床休息调养后骨折好转,但不能像之前那样正常遛狗散步,需要借助拐杖行走,也暂时不能前往庙里诵经,脾气变得急躁易怒。分析此次住院原因为情绪失控导致急性血压升高,到夜间时呼吸急促,不能平卧,故入院接受治疗。经住院治疗后,目前血压140/95 mmHg(1 mmHg＝0.133 kPa),心率80次/分,呼吸17次/分。纽约心脏病协会心功能分级Ⅲ级、6 min步行试验315 m、NT-proBNP 132 ng/L。赵某平日与街坊邻居相处融洽,喜欢在小区里的老年人活动中心组织下象棋、打桥牌、写对联、看电影、倡导垃圾分类和回收等活动。他说退休后,长期在家待着会让他情绪波动明显,时而落寞低落不想与人说话,时而因为一点小事就暴跳如雷。所以,赵某的生活目标是丰富小区里的老年人的日常生活,让像他一样退休的职工迈出家门,融入社区。他知道近几个月因为骨折给他的生活带来很多不便,进而导致情绪波动,所以,赵某很想通过学习一些方法让自己能够控制好自己的情绪。

（2）自我管理问题和目标综合分析

通过综合分析明确患者的自我管理问题和目标。运用课题组前期设计的老年CHF患者跨文化自我管理健康行为变化激励目标体系,将患者的自我管理目标分为疾病医学管理目标、日常生活管理目标、情绪和认知管理目标3个方面,每方面细分出具体的小目标,如表15所列。根据评估结果,即根据患者的生理、心理、社会、文化因素、生活意愿、需求和患病体验,明确各目标对患者而言是有更多的有利因素还是不利因素,具有不利因素的目标即是以护士为主导的多学科团队与患者需要共同制定目标来进行改善的。由分析各目标的有利因素和不利因素可知,该患者的自我管理问题为:①易情绪激动和精神紧张;②病情稳定后,未能恢复和维持一定的社交活动。因此,相对应的自我管理目标为:①合理控制和调节情绪;②病情稳定后,恢复和维持一定的社交活动。

表15　患者自我管理目标的有利因素和不利因素分析

目标层次		有利因素	不利因素
疾病医学管理	药物管理	能规律服药	—
	症状管理	能通过夜间不能平卧识别出心衰症状	—
	诱因和急救管理	知道感染、贫血等诱因以及心肺复苏等急救知识	—
日常生活管理	饮食习惯	饮食清淡	—
	活动和休息	规律作息,每日散步	—
	其他生活习惯	不抽烟不喝酒	—
情绪和认知管理	心理管理	—	易情绪激动和精神紧张
	认知管理	认知水平正常	—
	社会适应	—	病情稳定后,未能恢复和维持一定的社交活动

2. 计划与实施

根据患者的自我管理问题、生活意愿、目标和文化背景制订个性化的自我管理目标。目标制定完成后,须借助跨文化理论模型的方法学评估患者当前行为改变的阶段,见表16所列及附录。

表 16　目标的跨理论模型阶段评估

目标／所处阶段	前意向阶段	意向阶段	准备阶段	行动阶段	保持阶段
合理控制和调节情绪	**判断依据：** 在未来 6 个月内没有避免情绪激动和精神紧张的打算。 **应对措施：** ①对患者当前的行为进行评估以共情和接纳的态度；②使用同反映性倾听，表示理解和尊重患者的感受；③确认患者没有准备改变这一事实，并且不要试图让患者改变，否则可能会引起患者的抗拒心理；④发现问题引起患者自己的意识觉醒；⑤致力于理解患者，提出问题，让患者认识到自己当前的情绪状态；⑥发现并学习能支持并希望改变的意念来养成良好案例唤醒临床真实案例因心衰发作入院时的场面，通过让患者回忆上次因心衰发作而导致回忆的消极的情感，引导患者回到那个场景，刺激患者对消极情感的体验，刺激患者朝解脱这种情感的方向努力	**判断依据：** 准备在未来 6 个月采取行动，做到避免情绪激动和精神紧张。 **应对措施：** ①开始鼓励患者评估避免情绪激动和精神紧张的利弊，以便转变他对解决免情绪激动和精神紧张的好处；②开始对有针对情绪管理的健康教育以克服患者的障碍以及识别真正的改变；③帮助患者识别并克服患者了解去避免情绪激动和精神紧张时可以克服的好处及发现差异；④发现差异，指导患者了解避免情绪激动和精神紧张的积极体验、帮助他患者养成良好案例唤醒临床真实案例，引导患者改变、观念和行为；以发现的差异，以及良好的情绪状态如何对于他的健康，加强患者的自我效能；⑤自我再评价：通过肯定患者过去在工作、家庭等方面付出的努力，鼓励患者再评价个人健康方面的努力，引导患者思考，当前的行为会成为什么样子，当前的行为后果如何与你的价值观有冲突；⑥环境再评价：让患者倾听家属对于因心衰导致反复住院的感受	**判断依据：** 准备在未来 30 天内采取行动，并且已经采取了一些准备步骤做到避免情绪激动和精神紧张。 **应对措施：** ①自我解放：增加患者对于避免情绪激动和精神紧张行为的自主决定与认同信念，认识到避免情绪激动和精神紧张的决心，如通过签署自我管理目标激励协议书，并向身边的家人好友承诺自己避免情绪激动和精神紧张的决心；②社会解放：利用政策、法律、法规等，让患者意识到避免情绪激动和精神紧张的重要性	**判断依据：** 避免情绪激动和精神紧张的行为已经发生并超过 6 个月。 **应对措施：** ①护士应继续提供鼓励，帮助患者克服可能导致复发的障碍，引导患者回顾他的优势、生活愿景，目标和激励措施；②根据患者的自我管理目标优先顺序，帮助患者设定新的自我管理目标

（续表）

目标＼所处阶段	前意向阶段	意向阶段	准备阶段	行动阶段	保持阶段
病情稳定后，恢复和维持一定的社交活动	**判断依据**：在未来6个月内没有恢复或维持一定社交活动的打算。**应对措施**：①对患者当前的行为反映以共情和接受的态度；②使用理解和尊重患者的倾听，表示理解和尊重患者没有接受这一事实，并且不要试图让他改变，以致力于理解患者，提出问题，则可能会引起患者的看法；③致力于理解患者，提出问题，让患者说出一定社交活动的好处；④意识唤起恢复或维持一定的社交活动的经历，以及过去是否有过想恢复一定社交活动的想法，以了解现在没有恢复社交活动而导致对消极体验，以及目前的情感变化（如焦虑、抑郁、易怒等），如引导患者回忆上次因心衰发作而入院的场面，通过心衰再次发作，激起患者朝解脱这种情感的方向努力	**判断依据**：准备在未来6个月内采取行动，做到恢复或维持一定的社交活动。**应对措施**：①开始放动患者恢复或维持一定的社交活动的利弊以便帮助他理解恢复的好处；②开始进行社交活动应对他针对社交活动的利弊；③帮助患者进行针对性地对患者进行健康教育，以识别真正的障碍以及哪些差异真正可以克服的；④发现差异，指导患者了解过去恢复的积极体验，帮助患者树立他想要恢复的状态的清晰意象，指导患者了解现在没有恢复社交活动的消极体验，以发现理想与现实的差异，以及目前的未来，加强患者的自我效能；⑤自我再评价：通过肯定患者过去在工作、家庭等方面付出的努力，鼓励患者恢复或维持一定社交活动方面的自我价值，将这种努力也应用于个人健康上，引导患者思考：当你恢复或维持一定的社交活动后会是如何与你的价值有冲突，让患者倾听家属对其社交恢复或维持一定的社交活动的感受；⑥环境再评价，当前的行为是如何与你的价值观有冲突，让患者倾听家属对其社交活动导致情感波动时的感受	**判断依据**：准备行动，未来30天内采取行动并且已经做了一些准备步骤做到恢复或维持一定的社交活动。**应对措施**：增加一定的社交活动。①自我解放：增加患者对于恢复或维持一定社交活动行为的决心，增强目标管理目标恢复社交活动的信念，并通过签署协议书，得到他们的支持；②社会解放：利用政策、法律、法规等，让患者意识到社交活动的重要性，如告知患者国务院办公厅关于印发《中国防治慢性病中长期规划（2017—2025年）》的通知等倡导健康等广泛宣传公益广告，将这些科普知识，规范慢性病防治健康科普管理	**判断依据**：恢复或维持一定的社交活动的行为已经发生但少于6个月。**应对措施**：①患者能用自己的话说出恢复或维持一定的社交活动对自己健康的意义（知识目标）；②患者能告知护士自己目前正在进行的社交活动（技能目标）；③患者每天将社交活动情况记录于"自我管理日志本"上；④帮助目标的实现：询问患者还存在哪些困难阻碍恢复或维持一定的社交活动的支持和资源，如患者的困难为担心参与社交活动时，自己因为情绪失控而尴尬，如告知患者提供恢复或维持一定的社交活动时可为患者提供情绪波动时深呼吸或者家人陪近参与或者家人说出一些社交活动中的小技巧，护士则可为患者提供情绪波动时控制的感受等；⑤反条件化：让患者说出当自己恢复或维持一定的社交活动时，如有时却想到社交活动的情形，建立一些可以替代的行为，如有时却想到担心形象建设一些不恢复或维持一定的社交活动的行为，感觉自己一定是做了什么坏事，受到了心衰，想到这些就像不想出门，冠心病等慢性病，患者、心衰就像是高血压等慢性病，虽然不能治愈，却是可以通过坚持服药和改变生活方式来控制，却是可以正常生活，必要时可转诊至心理医生处，进行全面的心理管理；⑥强化管理：通过强化手段控制和维持患者对认知行为改变，如通过评选"明星患者"激励患者对进行行为的刺激源，例如张贴社区老年活动中心的各类活动干预患者出入控制：控制同行为的刺激源，例如将刺激的地点，如冰箱、厨房、客厅等，以唤醒患者频繁出没致使恢复或维持一定的社交活动	**判断依据**：恢复或维持一定的社交活动的行为并超过6个月。**应对措施**：①护士应继续提供致励、帮助患者致力克服可能导致他时常回顾有意愿者的障碍，引导患者回顾患者的优势、生活愿景，目标和激励措施；②根据患者致力的自我管理目标，帮助患者设定新的自我管理目标的优先顺序，帮助患者设定新的自我管理目标

当患者处于跨理论模型的准备、行动和维持阶段时,方可制定具体的个案管理计划。个案管理计划由以护士为主导,集药剂、营养、康复、心理等专业人员一体的团队合作完成。本例自我管理计划由护士和心理医师与患者共同制定完成,见表17所列。根据自我管理目标及计划,采取与文化照顾保存、调整及再建相对应并体现过程激励的干预措施。

表17 实现自我管理目标的计划、实施和激励措施

目标	计划	实施	目标激励措施
合理控制和调节情绪	1. 了解情绪对心衰疾病的影响。 2. 学习情绪管理技巧。	1. 文化照顾保存:①表扬患者接受电话及微信干预的行为;②鼓励患者和家属定期来院参加由护士和心理医生举办的心衰心理和情绪管理健康教育讲座。 2. 文化照顾调整:①使用心衰日志本记录每次情绪不稳定时的原因、过程和结果;②总结并叙述情绪波动想发脾气但通过写书法而未发的心理体验和感受。	1. 以护士为主导的多学科团队成员的口头表扬患者的执行率。 2. 因学会管理情绪而使血压控制达标奖励血压计一个。
病情稳定后,恢复和维持一定的社交活动	1. 了解适当的社会交往活动对心衰疾病的影响。 2. 学习提高社会交往能力的技巧。	1. 文化照顾保存:①消除患者对使用拐杖的顾虑;②鼓励儿子每日陪伴父亲散步和遛狗半小时。 2. 文化照顾调整:①使用心衰日志本记录每次参加社会交往活动后的感受及借鉴;②鼓励家属在家里布置简易诵经台,使患者在家中也能诵读佛经。	1. 以护士为主导的多学科团队成员的口头表扬和鼓励。 2. 评选"自我管理明星患者"。

3. 评价与反馈

干预结束后,对患者的自我管理目标达成情况进行评价,并将结果反馈给患者、家属以及多学科团队成员。该患者跨文化目标激励自我管理结果见表18所列。

表18　患者跨文化目标激励自我管理结果评价表

项　　目	结果评价			
自我管理目标	知识掌握①	技能掌握	日志本记录情况②	组织奖赏情况
合理控制和调节情绪	合格	能有意识的控制自己的情绪	合格	血压计
病情稳定后,恢复和维持一定的社交活动	合格	能借助拐杖无障碍地参加社区活动,在家中诵读佛经	合格	"自我管理明星患者"荣誉称号
自我管理量表总分③	干预前63分,其中药物管理18分、饮食管理10分、心理和社会适应管理12分、症状管理23分;干预后71分,其中药物管理及心理和饮食管理得分不变,社会适应管理18分,症状管理71分			
NYHA 心功能分级	干预前Ⅲ级;干预后Ⅱ级			
6 min 步行试验	干预前315 m;干预后450 m			
NT-proBNP	干预前132 ng/L;干预后68 ng/L			
6个月内有无胸闷气促	无			
6个月内再住院次数	0次			

　　①知识掌握合格指患者能用自己的语言叙述实现该目标对心衰疾病的影响;②日志本记录情况合格指患者能每日记录自己的情绪状况和社会交往状况等;③测量自我管理总分的工具为2012年上海交通大学护理学院施小青等设计的心衰患者自我管理量表。

四、综合管理

(一)临床资料

　　患者男,67岁,上海人,冠心病史8年,患高血压13年,于2015年诊断为CHF。患者3年前因突发心梗行PCI术,术后规律服药,近1个月自觉活动后气促明显,夜间不能平卧,登楼有明显气促,拟诊心功能不全收治入院。患者身高170 cm,体重75 kg。吸烟史30年,已戒烟 3 年;饮酒史 30 年,节假日时每日平均 500 ml 啤酒。

(二) 个案管理

1. 评估

(1) 临床资料收集

主要访谈结果记录如下:王某,上海人,退休书法教师,与老伴、儿子、儿媳和 10 岁孙子同住。1 年前以"反复胸闷、喘气、下肢水肿,加重 1 周"拟诊高血压病、心功能不全收入院,经强心、利尿、降压、降脂治疗,9 d 后出院,一直坚持治疗,目前血压 125/86 mmHg（1 mmHg=0.133 kPa）,心率 78 次/分,呼吸 18 次/分,上二楼仍有喘气。纽约心脏病协会心功能分级Ⅲ级、6 min 步行试验 360 m、NT-proBNP 110 ng/L。患者热爱书法、烹饪和交友。生活目标:看着孙子长大并考上大学,将同时自己的书法技能传授于孙子等孩童,传播中华传统文化。患病前性格开朗温和,拿过许多书法比赛的奖项,平日喜欢和家人朋友饭后一起在小区和公园遛狗、散步、打太极拳,周末经常在家做饭并请亲朋来家做客,爱食黄泥螺、醉蟹等腌制品,且早餐及中餐喜欢用这些食物配以上海泡饭等。自诊断为心衰后,很少进行烹饪等家务活动,也停止了打太极拳,情绪波动较大,时常对子女做家务感到不满意,会发怒。患病后很少去公园遛狗、散步,情绪低落,容易与他人起争执。发怒时会感到头晕。患者自述知道发脾气容易升高血压,危害心脏,但就是无法控制自己的情绪。平时也偶尔以练字来平心静气,但大部分时间处于坐着或躺着的状态,不敢独自外出锻炼身体。听说心衰者要低盐饮食,但不能理解,认为饭菜不咸吃起来没有胃口,因此吃不下。老伴和儿媳也在努力想办法让饭菜不要太咸但又要符合其口味,但一直没能做到让患者满意,也不忍心看王某吃不下饭菜,故基本不阻止其进食黄泥螺、醉蟹等腌制品。儿子每天下班后陪其在小区散步 30 min,当感到喘气时,就坐下休息片刻。王某希望自己能恢复到患病前在小区和公园内遛狗、散步、打太极以及周末能邀请亲戚朋友来家做客等活动时的状态,他认为自己能让孙子继承并弘扬书法艺术、人生能有美味佳肴和有家人朋友做伴就是最大的幸福。

(2) 自我管理问题和目标综合分析

通过综合分析明确患者的自我管理问题和目标。运用课题组前期设计的老年 CHF 患者跨文化自我管理健康行为变化激励目标体系,将患者的自我管理目标分为疾病医学管理目标、日常生活管理目标、情绪和认知管理目标 3 个方面,每方面细分出具体的小目标,如表 19 所列。根据评估结果,即根据患者的生理、心理、社会、文化因素、生活意愿、需求和患病体验,明确各目标对患者而言是有更多的有利因素还是不利因素,具有不利因素的目标即是以护士为主导的多学科团队与患者需要共同制定目标来进行改善的。由分析各目标的有利因素和不利因素可知,该患者的自我管理问题为:①喜食高盐、腌制食品;②患病后不敢运动,活动量减少;③心理波动较大,情绪易怒;④患病后社会交往活动减少。因此,相对应的自我管理目标为:①低盐饮食,减少或不摄入腌制食品;②增加每日活动量;③合理控制和调节情绪;④增加社会交往活动。

表 19   患者自我管理目标的有利因素和不利因素分析

目标层次		有利因素	不利因素
疾病医学管理	药物管理	能规律服药	—
	症状管理	能识别出胸闷气促的心衰症状	—
	诱因和急救管理	知道感染、贫血等诱因以及心肺复苏等急救措施	—
日常生活管理	饮食习惯	—	喜食高盐、腌制食品
	活动和休息	—	患病后不敢运动、活动量减少
	其他生活习惯	已戒烟酒	—
情绪和认知管理	心理管理	—	心理波动较大、情绪易怒
	认知管理	认知水平无下降	—
	社会适应	—	患病后社会交往活动减少

2. 计划与实施

根据患者的自我管理问题、生活意愿、目标和文化背景制订个性化的自我管理目标。目标制定完成后，须借助跨文化理论模型的方法学评估患者当前行为改变的阶段，见表 20 所列及附录。

表 20　目标的跨理论模型阶段评估

目标 \ 所处阶段	前意向阶段	意向阶段	准备阶段	行动阶段	保持阶段
低盐饮食、减少或避免摄入腌制食品	**判断依据**：在未来 6 个月内没有减少或避免食用高盐和腌制食品食物的摄入的打算。 **应对措施**：①对患者当前的行为进行评估以共情和接纳，表示理解和尊重患者的感受；②使用反映性倾听；③确认患者拒绝当前改变这一事实，并且不要试图让他改变，提出问题引起患者说出当前减少或避免摄入高盐和腌制食品食物是否有过的经历等，以发现过去的意识唤起；⑥生动解脱：让患者朝临床高脂高盐食品食物的摄入而导致的病情加重上或因心衰发作入院的场面，通过对这种积极情感的体验，将引导积极解脱情感改变，刺激患者朝解脱这种情感的方向努力	**判断依据**：准备在未来 6 个月采取行动，做到减少或避免高盐和腌制食品食物的摄入。 **应对措施**：①开始鼓励患者减少或避免高盐和腌制食品食物的摄入，以便帮助他理解低胆固醇饮食的好处；②开始针对低地对患者进行自我管理教育；③帮助患者识别真正的障碍以及发现差异：是可以克服的决心，得指导患者了解现在没有改变低脂低盐饮食的积极状态的坏处；④愿景：指导患者了解低胆固醇饮食目前良好的支持以及目前如何应用个人支持系统，以发现自己目前的低脂低胆固醇饮食好愿景，鼓励患者改变他的未来、加强这种自我功能；⑤生能，将这种努力也应用个人付出的努力，引导患者思考，健康方面，当前的行为是如何与你现在的行为有冲突的；⑥环境再评价：让患者倾听属对于其因高脂高盐食物而导致心衰恶化这种情感的体验、感受	**判断依据**：准备在未来 30 天内采取行动，并已经采取了一些准备高盐和腌制食品食物的摄入。 **应对措施**：①自我解放：增加患者对于低脂低胆固醇饮食的决心，得他们自己的信念，到他们的支持，增强目标利用承诺；②社会解放，利用政策、法规等，让患者意识到低脂低胆固醇饮食的重要性，如告知我国发布《中国防治慢性病中长期规划（2017—2025 年）的通知引导广泛倡导合理膳食健康管理，促进群众健康科普管理、倡导"每个人是自己健康第一责任人"的理念，促进群众形成健康的行为和生活方式	**判断依据**：减少食品食物的摄入或避免高盐和腌制食品食物的摄入已经发生并持续 6 个月。 **应对措施**：①低脂低胆固醇目标（知识目标）②借助"食品图片"，患者能准确识别出哪些食物是每天将低脂低胆固醇饮食要做的目标上；③患者能用自己的话说出低脂低胆固醇饮食的意义（技能目标）③患者能每天记录于"自我管理日志本"上：患者还存在哪些困难阻碍低脂低胆固醇目标的实现？根据患者的回答，提供相对和资源，如患者身边的人做饭时，把握低脂低胆固醇的量，善用相关的"控油壶"，既可解决患者运用对低脂让患者体会到心理上的决心，也可怀他人的心理支持，寻求对家人运用的社会支持，如低脂低胆固醇饮食的认识高脂亲友等的关怀；⑤反条伴化：也称为知识目标等供选择的健康行为的认识高脂做做的健康行为上就就餐时，护士则可指高胆固醇食，也可让患者说出一些可能代的行为运用的健康行为改变的过程，例患者点餐时可告知自己的食物的刺激如做强化奖励，如通过奖励"控油壶"请少放油；⑥强化管理：通过强化手段控制和维持患者对低脂低胆固醇饮食的刺激源，如新鲜蔬菜水果、新鲜的肉、而非加工、腌行为的认知和改变，如加速行为改变的过程，例制和罐头的食物等）于患者出入频繁的刺激患者进行行为改变，例地点，如冰箱、厨房、客厅等，以增加低如张贴低脂低胆固醇饮食的图片（如新脂低胆固醇饮食的机会	**判断依据**：高盐和腌制食品食物的摄入减少或避免高盐和腌制食品的行为已经发生并超过 6 个月。 **应对措施**：①护士应继续提供鼓励，帮助患者克服他可能导致复发的障碍，引导他的优势，生活常回顾他目标优先顺序，帮助患者设定新的自我激励目标，目标景，目标根据患者的意愿；②根据患者的自我管理目标

（续表）

目标	前意向阶段	意向阶段	准备阶段	行动阶段	保持阶段
增加每日活动量	**判断依据**：在未来6个月内没有运动训练的打算。**应对措施**：①对患者当前的行为表示理解和接受，表示理解和尊重患者的感受；②使用反映性倾听，表示理解和尊重患者的感受；③确认患者没有准备改变这一事实，并表示不要试图让他改变，否则可能会引起患者的抗拒心理；④致力于理解患者，提出问题，让患者说出自己对当前不做运动训练的看法，以及过去是否有过运动训练的经历等；⑤意识唤起：通过学习真实案例如通过讲解真实案例唤醒患者改变的意识和希望；⑥生动解脱：体验不进行运动训练而导致的不舒适（如活动耐力下降，易胸闷，气喘等）	**判断依据**：准备在未来6个月采取行动，做运动训练。**应对措施**：①开始鼓励患者评估运动训练的利弊，以便帮助他理解运动训练的好处；②开始有针对性地对患者进行康复自我管理的健康教育；③帮助患者识别真正的障碍以及哪些障碍是可以克服的；④发现差异，指导患者了解现在没有做运动训练的积极状态，帮助患者树立他想要做的体验，以发现自己目前正在做的差异，以及目前做运动训练将如何与他未来想象并加强自我效能；⑤自我再评价：通过自我评价，家庭等方面的个人评价；将这种努力也应用到自我，付出去在工作、家庭等方面的努力，引导患者思考：当你做运动训练后会成为什么样子？让患者观看反映自己的价值观有冲突的；⑥环境再评价：其实不做运动训练而导致活动耐力下降，气喘时的感受	**判断依据**：准备在未来30天内采取行动，并且已经做了一些准备步骤做运动训练。**应对措施**：①自我解放：增加患者对于运动训练行为的自主性决定与认同信念，如通过签署自我管理目标激励协议书，并向身边的家人好友承诺自己做运动训练的决心，得到他们的支持；②社会解放：增强目标承诺：利用政策、法律、法规等，让患者意识到运动训练的重要性。如告知患者国务院办公厅关于印发《中国防治慢性病中长期规划（2017—2025年）的通知中提出需向慢性病患者广泛宣传适量运动者科普知识，规范慢性病防治病科普管理	**判断依据**：运动训练的行为已经发生但少于6个月。**应对措施**：①患者能用自己的话说出运动训练对自己健康的意义（知识目标）；②患者能向医护人员说出自己可做的运动如散步、太极拳、游泳等（技能目标）；③患者每天将运动训练情况记录于"自我管理日志"上；④帮助患者还存在哪些困难阻碍做的回答：询问患者目标的实现？根据患者存在的困难，如患者怕做运动训练，护士可引导患者转诊至康复医生处，通过对患者进行全面的评估，制定个性化的运动处方，寻求运用相关关怀患者的心理支持。此外，善用关持、多走路易路发等的关系；⑤反条件化：让患者说出可替代的运动行为，一些可替代的情形并建议一些可走路提供"拐杖椅"限，多走路提供"拐杖椅"的支持；⑥强化管理：通过强化手段控制和维持患者对运动训练行为的认知改变、行为改变并给予奖励，如改变相应行为时播放一次运动训练音乐，例如每天上午和晚上各播放一次运动训练，提醒患者每日两次在室内或室外进行运动训练	**判断依据**：被动运动的行为已经发生并超过6个月。**应对措施**：①护士应继续提供鼓励、帮助患者克服可能导致复发的障碍，引导患者时常回顾他的优势、生活愿景，目标和激励措施，②根据患者优先顺序、帮助患者设定新的自我管理目标

（续表）

目标＼所处阶段	前意向阶段	意向阶段	准备阶段	行动阶段	保持阶段
合理控制和调节情绪	**判断依据**：在未来6个月内没有避免情绪激动和精神紧张的打算。 **应对措施**：①对患者接受前的态度；②使用同理心、共情以及反映性倾听，表示理解和尊重患者的感受；③确认患者没有重要试图让他改变一事实，并且不要试起患者的抗拒心理，否则可能会引起患者的抵触情绪，提出问题，让患者说出自己当前的意识和状态；④致力于理解患者，提出问题，让患者说出自己当前的意识和状态；⑤意识唤起：发现良好支持状态的清晰愿景，希望；⑥生动解脱：体验起回忆上次因心衰发作而导致消极情感，通过对消极情绪的体验，测激患者朝解脱这种情感的方向努力	**判断依据**：准备在未来6个月开始鼓励患者避免情绪激动和精神紧张。 **应对措施**：①开始鼓励患者评估避免情绪激动和精神紧张的利弊，以便帮助他对解避免情绪激动和精神紧张的好处；②开始有针对性地对障碍以及哪些障碍是可以克服的；④发现差异：指导患者了解过去避免情绪激动和精神紧张的与有益于良好的与良好愿支持状态的积极体验，发现目前行为与良好愿支持状态的差异，以发现的差异将如何引导患者；⑤自我再评价：通过自我肯定患者过去去工作，家庭等方面付出的努力，鼓励患者评价自己出的努力，将这种努力也应用于健康方面，引导患者思考，当你将成为什么样子，当前的行为是如何与你的价值观有冲突是的；⑥环境再评价：让患者倾听家属对于其心衰病恶化而再住院时的感受	**判断依据**：准备在未来30天内采取行动，并且已经采取了一些准备步骤做到避免情绪激动和精神紧张。 **应对措施**：①自我解放：增加患者对于避免情绪激动和精神紧张认同行为的自主权，并通过签署自我管理目标激励协议书，得到患者的决心与承诺；②强化目标激励；社会解放：利用政策、法律、法规等，让患者意识到避免情绪激动和精神紧张的重要性	**判断依据**：避免情绪激动和精神紧张的行为已经发生但少于6个月。 **应对措施**：①患者能用自己的话说出避免情绪激动和精神紧张的意义（知识目标）；②患者能做好自我管理日志本"上；③患者能每天将情绪状况记录于"自我管理日志本"上；④帮助障碍患者避免情绪激动和精神紧张的回答，提供相应的支持和资源，善用相关他人的心理技巧，询问患者还存在哪些困难阻碍建立避免情绪激动和精神紧张目标的实现？根据患者还存在哪些困难寻求并运用对健康有益的社会支持，如亲友等的支持；⑤反条件作用：也称为测激替代，用可供选择的健康行为或认识替代不健康行为，可以让患者说出不能避免一些情绪激动和精神紧张的情形并建议一些可替代的行为；⑥强化管理：通过强化情绪激动和精神紧张对认知改变，如通过改变可替代手段控制和维持行为对患者的认知改变的行为进行改变的过程励测激励患者进行行为改变	**判断依据**：避免情绪激动和精神紧张行为已经发生并且超过6个月。 **应对措施**：①护士应继续提供鼓励，帮助患者克服可能导致复发的障碍，引导患者致力于正常回顾他的优势、生活愿景，目标和激励新的自我管理顺序的自我管理目标；②根据患者先设定新的自我管理目标

当患者处于跨理论模型的准备、行动和维持阶段时，方可制定具体的个案管理计划。个案管理计划由以护士为主导，集药剂、营养、康复、心理等专业人员于一体的团队合作完成。本例自我管理计划由护士、营养师、康复师、心理医生和患者共同制定完成，见表21所列。根据自我管理目标及计划，采取与文化照顾保存、调整及再建相对应并体现过程激励的干预措施。

表21　实现自我管理目标的计划、实施和激励措施

目标	计划	实施	目标激励措施
低盐饮食，减少或不摄入腌制食品	1. 了解摄入过多的盐对心衰疾病的影响。 2. 使用控盐勺，知道当前每日摄盐量，后期逐渐减量至每日6克。 3. 了解高盐（钠）食物的种类，如腌、卤、熏的食物，罐头、速食、酱油、鸡精等调料。	1. 文化照顾保存：①表扬患者希望知晓低盐饮食意义的意愿；②鼓励患者和家属定期来院参加由护士和营养师举办的心衰饮食相关的健康教育讲座和烹饪课堂。 2. 文化照顾调整：①使用盐勺、盐的替代品和少盐的烹饪方法；②学会看食品标签；③使用心衰自我管理日志本记录每日摄盐量。 3. 文化照顾再建：①会计算1个黄泥螺或醉蟹的含盐量，每日摄入1次，量3 g，用食品电子秤测量；②一家5口人食盐总量称量，含黄泥螺、醉蟹、酱油、鸡精等，每日30 g以内。	1. 以护士为主导的多学科团队成员的口头表扬和鼓励。 2. 为患者提供控盐勺以激励患者实现低盐饮食的目标。 3. 会计算每日摄盐量则奖励食品电子秤1个。
增加每日活动量	1. 了解适量的活动锻炼对心功能的好处，减少对运动的恐惧和担忧。 2. 根据患者自身情况和环境状况，明确最适合自己的活动方式。	1. 文化照顾保存：①表扬患者愿意适当活动的意愿；②鼓励患者和家属定期到医院参加由护士和康复师举办的心衰康复的健康教育讲座。 2. 文化照顾调整：①根据患者当前的身体状况，制定个性化的运动处方；②使用心衰自我管理日志本记录每日运动量以及运动后的生命体征和主观感受。	1. 以护士为主导的多学科团队成员的口头表扬和鼓励。 2. 根据患者需求，若能在6个月内实现并维持运动目标，则奖励患者拐杖椅1把。
合理控制和调节情绪	1. 了解情绪对心衰疾病的影响。 2. 学习情绪管理技巧。	1. 文化照顾保存：①表扬患者接受电话及微信干预的行为；②鼓励患者和家属定期来院参加由护士和心理医生举办的心衰心理和情绪管理健康教育讲座。 2. 文化照顾调整：①使用心衰日志本记录每次情绪不稳定时的原因、过程和结果；②总结并叙述情绪波动想发脾气但通过写书法而未发的心理体验和感受。	1. 以护士为主导的多学科团队成员的口头表扬患者的执行率。 2. 因学会管理情绪而使血压控制达标奖励血压计一个。

（续表）

目标	计划	实施	目标激励措施
增加社会交往活动。	1. 了解适当的社会交往活动对心衰疾病的影响。 2. 学习提高社会交往能力的技巧。	1. 文化照顾保存：①鼓励患者和家属定期来院参加由护士和医生举办的心衰同伴支持小组，互相分享自我管理过程中的经验；②鼓励儿子坚持每日陪伴父亲散步半小时。 2. 文化照顾调整：①使用心衰日志本记录每次参加社会交往活动后的感受及借鉴；②定期在家中进行亲朋之间低盐低脂聚餐，共同监督并见证其改变。	1. 以护士为主导的多学科团队成员的口头表扬和鼓励。 2. 评选"自我管理明星患者"。

3. 评价与反馈

干预结束后，对患者的自我管理目标达成情况进行评价，并将结果反馈给患者、家属以及多学科团队成员。该患者跨文化目标激励自我管理结果见表22所列。

表22 患者跨文化目标激励自我管理结果评价表

项目	结果评价			
自我管理目标	知识掌握①	技能掌握	日志本记录情况②	组织奖赏情况
低盐饮食，减少或不摄入腌制食品	合格	每日摄盐量维持在5 g内	合格	控盐勺、食品电子秤
增加每日活动量	合格	每周太极拳或散步5次，每次30 min	合格	拐杖椅
合理控制和调节情绪	合格	能有意识地控制自己的情绪	合格	血压计
增加社会交往活动	合格	每周六下午在小区举办免费书法授课班	合格	自我管理明星患者
自我管理量表总分③	干预前51分，其中药物管理15分、饮食管理7分、心理和社会适应管理5分、症状管理24分；干预后66分，其中药物管理及症状管理得分不变，饮食管理12分，心理和社会适应理15分			
NYHA心功能分级	干预前Ⅲ级；干预后Ⅱ级			
6 min步行试验	干预前360 m；干预后450 m			
NT-proBNP	干预前110 ng/L；干预后85 ng/L			
6个月内有无胸闷气促	无			
6个月内再住院次数	0次			

①知识掌握合格指患者能用自己的语言叙述实现该目标对心衰疾病的影响；②日志本记录情况合格指患者能每日记录自己的摄盐量、运动量、情绪状况和社会交往状况；③测量自我管理总分的工具为2012年上海交通大学护理学院施小青等设计的心衰患者自我管理量表。

老年慢性心力衰竭患者
跨文化自我管理目标及
措施体系

此附录从疾病医学管理、日常生活管理及情绪和认知管理3个方面评估患者当前行为改变的阶段并给出应对措施，为护士实施老年CHF患者跨文化自我管理提供参考。

目标条目	目标阶段变化情况及赋值				
	前意向阶段 1	意向阶段 2	准备阶段 3	行动阶段 4	保持阶段 5
疾病医学管理 **药物医学管理** 1. 遵医嘱按时量服药，不遵量自停药，减量	**判断依据：**在未来6个月内没有遵医嘱按时量服药，减量自停药，不遵量自停药，减量的打算。 **应对措施：**①对患者当前的行为以共情和接受的态度；②使用反映性倾听，表示理解和尊重患者的感受；③确认患者对准备改变的态度，否则可能会试图让患者改变，否则可能会起患者的抗拒心理；④致力于理解患者，提出问题让患者说出自己对当前不按医嘱服药的经历等；⑤意识唤起：发现并学习遵医嘱服药行为改变的方向的榜样、观念和科技巧，如通过讲解临床真实案例唤起患者改变的意识和希望；⑥生动解脱：体验积极的情绪（恐惧、焦虑、苦闷），如引导患者回忆上次因心衰发作情感的体验，测激励消解作为的情感脱这种情感的努力	**判断依据：**准备在未来6个月采取行动，做到遵医嘱按时量服药，不遵量自停药，减量。 **应对措施：**①开始鼓励患者评估遵医嘱服药的利弊，以便帮助他理解对遵医嘱服药的好处；②开始有针对性地对健康进行药物自我管理的意识和知识教育；③那哪些障碍得阻可以克服的借口；④发现差异：指导患者回忆过去遵医嘱服药的积极体验，帮助患者树立遵医嘱服药想要的状态和目前没有遵医嘱服药的状态了解之间的差异；⑤帮助患者了解如何有益于他的未来，将这种患者的自我效能；⑥自我再评价：通过让患者过往在工作、家庭、生活等方面付出的努力，引导应用于个人健康方面，引导应用到自己的价值观有冲突的；⑥环境再评价：让患者看到为什么样子，当前遵医嘱服药不遵行为会成为什么因素导致心衰恶化再住院者倾听家属对于其因心衰恶化再住院时的感受	**判断依据：**准备在未来30天内采取行动并且已经采取了一些准备步骤做到遵医嘱按时量服药，不遵量自停药，减量。 **应对措施：**①自我解放：增加患者对于遵医嘱服药行为的信念，如通过决定与承诺、如签署自我管理目标协议书，并向自身边的家人好友表承诺自己遵医嘱服药的想法，得到他们的支持；②社会解放：利用政策、法律、法规等，让患者意识到遵医嘱服药的重要性，如通过我国国务院办公厅关于印发《中国防治慢性病中长期规划（2017—2025 年）》的通知中指出老年慢性病要具备探索以多种方式满足患者的长期用药需求。例如，有慢性病患者可保职工病特需门诊开药，定点医疗机构门诊可放宽到一个月的量	**判断依据：**遵医嘱按时量服药，不遵自停药，减量的行为已经发生但少于6个月。 **应对措施：**①患者能用自己的话说出遵医嘱服药对自己健康的意义（知识目标）；②借助"心衰常用药物实物模型"，患者能准确识别出目标（技能目标）；③帮助他们将用的药物名称和剂量的实现？根据患者前所服用的药物相应的支持和资源，如患者的困难为外出旅行时，很难记住遵医嘱服药，护士则可为患者提供"一周服药盒"（激励），既可帮助解决患者的困难，也可让患者体会到心理技巧；④反条件化：也称对遵医嘱服药行为的健康认识为刺激替代作化，用可供选择的健康行为或认识替代不健康行为，可以让患者说出替代行为，如患者因为两周的药物已吃完，不能及时去医院配药的情形并建议患计算好下次需配药的过程；⑤强化管理：通过强化手段控制患者人顺从，例如张贴按时服药的标语干患者出入频繁的地点，如冰箱、厨房、客厅等，以减少忘记或者漏服药的机会	**判断依据：**遵医嘱按时量服药，不遵量自停药，减量的行为已经发生并持续超过 6 个月。 **应对措施：**①护士应继续提供激励，帮助患者服用可能导致复发或发的障碍，引导回顾患者的优势、生活愿景，目前常回顾时的自我管理的优势和激励措施；②根据患者目标完成情序，帮助患者优先设定新的自我管理目标

（续表）

目标阶段变化情况及赋值

目标条目	前意向阶段 1	意向阶段 2	准备阶段 3	行动阶段 4	保持阶段 5
2. 服药前主动询问或了解药物的作用	**判断依据：** 在未来 6 个月内没有服药前主动询问或了解药物作用的打算。**应对措施：** ①对患者当前的行为表示共情和接受的态度；②确认患者接受这一事实，并且不要试图让他改变，否则可能会引起患者的抗拒心理；④致力于理解患者，提出问题，让患者说出自己当前服药前没有主动询问或了解服药物作用的事实而有过的意识或消极想法，如引导患者回忆上次因心衰发作的经历等；⑥生动而有力的意识唤醒，如引导患者回忆上次因心衰发作而导致消极解脱，通过刺激患者朝解脱这种情感的方向努力	**判断依据：** 准备在未来 6 个月采取行动，做到服药前主动询问或了解药物的作用。**应对措施：** ①开始鼓励患者评估服药前主动询问或了解药物作用的利弊，以便帮助他理解了药物作用的好处；②开始有针对性地健康教育，③帮助患者认识真正的好处，并向患者进行评估，以发现哪些差异；④发现差异，以发现自己过去了解药物作用行为的差异，以发现自己目前行为与良好愿景的差异，帮助患者看到药物作用而造成的清晰愿景，并指导患者了解药物作用的未来，加强自我效能；⑤自我再评价：通过自我再评价，引导患者思考，会成为什么样子，当前与价值观有冲突是如何；⑥环境再评价：让患者听家属对其不了解药物的作用时属于的感受	**判断依据：** 准备在未来 30 天内采取行动，并且已经采取了一些准备步骤做到服药前主动询问或了解药物的作用。**应对措施：** ①自我解放：增加患者对于服药前主动询问或了解药物作用的行为的决心，如通过目标设定与认同信念，并向身边的家人好友承诺自己改变的决心、增强他们的决心；②社会解放：利用政策、法律、法规等，让患者意识到了解慢性病用药的重要性，如国务院办公厅关于印发《中国防治慢性病中长期规划（2017—2025 年）》的通知中指出要加强慢性病防治健康的科普管理	**判断依据：** 服药前主动询问或了解药物作用的行为已经发生但少于 6 个月。**应对措施：** ①患者用药的作用（知识目标）：患者能准确识别出所常用药物实物模型"，患者能准确测量记录"自己目前所服用的药物名称和剂量（技能目标）；③患者用日志本"；④帮助患者了解所服用药物的关系；询问患者还存在哪些困难阻碍其实现的目标实现？根据患者的回答，提供相应的支持和资源。如患者用通俗易懂的语言和视专业，听不懂也很难记住所服用药物的用法。护士则可用讲解所服用药物的作用，加强记忆。善用关怀他人的心理作用——听、可把每天空闲时容易懂的手机上，以让患者空闲的时候听一听，加强记忆；⑤替代作用：也称为刺激替代，用运用不健康行为替代不健康行为，可配到相同作用的药物，从而减少对心衰对种药物的影响；⑥强化管理：通过强化手段让患者认为自己知不知道改变的药，如果减少对心脏有种激励，例如张贴含有某药物作用的卡通图片于一周服药盒"激励患者进行行为改变的过程；⑦刺激控制：控制引发药物作用的情形并建立一些健康来源，例如张贴含有某药物作用的卡通图片于患者出入频繁的地点，如厨房、客厅等，以减少遗忘记	**判断依据：** 服药前主动询问或了解药物作用的行为已经发生并超过 6 个月。**应对措施：** ①护士应继续鼓励，帮助患者克服可能导致患者复发时常回顾他的优势、生活愿景、目标和激励措施；②根据患者的自我管理目标，帮助患者设定新的自我管理目标

疾病医学管理 药物管理

（续表）

目标条目	目标阶段变化情况及赋值				
	前意向阶段 1	意向阶段 2	准备阶段 3	行动阶段 4	保持阶段 5
3. 服用药物（如ACEI、ARB、地高辛、伊伐布雷定、螺内酯、β受体阻滞剂、醛固酮受体拮抗剂、利尿剂、阿司匹林等）**时，注意观察药物不良反应**	**判断依据：**在未来 6 个月内没有注意观察药物不良反应的打算。**应对措施：**①对患者的行为态度、受影响程度；②使用和接受患者有针对性接触倾听，表示共情反映他提高对患者的接纳性的态度；③确认患者没有要试图改变这一事实，并且日常可能会引起患者的抗拒心理，④致力让患者说出自己当前没有注意观察药物不良反应是否存在过这看法，以及过去是否有过这种经历等；⑤意识唤起：发现并学习能支持行为改变的经验和技巧，如通过讲解临床真实案例唤醒患者改变的意识和希望。体验：⑥生动解脱：致的消极情绪（恐惧、苦恼，如引导患者回忆上次因心衰发作入院的体验，刺激患者朝积极情感体验，刺激患者朝脱离这种情感的方向努力	**判断依据：**准备在未来 6 个月采取行动，做到注意观察药物不良反应。**应对措施：**①开始鼓励患者评估注意观察药物不良反应的利弊，以便帮助他提高服用药物的依从性；②开始进行药物自我管理的健康教育；③帮助患者识别哪些障碍可以克服，哪些障碍是真正的障碍，并发现差异；指导帮患者回忆过去了解药物不良反应的积极体验，帮助患者树立他想要的状态的清晰愿景，并指导患者用于了解药物不良反应方面所造成的消极影响，以发现目前行为与良好愿景之间的差异，以及将应如何了解药物有益于自我效能；⑤自我再评价：通过肯定患者过去在工作、家庭等方面付出的努力，鼓励患者评价个人健康方面，引导患者思考；当你了解了所服用药物的不良反应后会成为什么样子，当前的行为是如何与你的价值观相冲突的；⑥环境再评价：让患者了解家属对于其不了解所服用药物的不良反应的感受	**判断依据：**准备在未来 30 天内采取行动，并且已经采取了一些准备步骤做到注意观察药物不良反应。**应对措施：**①自我解放：增加患者了解所服用药物不良反应的认识的行为的信心与认同信念，如通过签署自我管理的自主决定与目标承诺书，并向身边的家人好友承诺；②目标激励措施，得到他们的改变的决心，增强患者承诺的支持；增强社会解放：利用政策、法律、法规等，让患者意识到了解药物不良反应应对的社会重要性，如利用国务院办公厅关于印发《中国防治慢性病中长期规划（2017—2025年）》的通知中指出要加强慢性病防治健康的科普管理	**判断依据：**注意观察药物不良反应已经发生但少于 6 个月。**应对措施：**①患者能用自己的话说出所服用药物可能会产生的不良反应；②患者能准确识别出自己目前所服用的药物名称和可能产生的不良反应；③患者能每天将服药情况记录于"自我管理日志本"上；④帮助患者回答，提供相应的支持和资源，很难记住所服药物的回答，如患者还存在服用目标难以实现？根据患者的困难，为服用的药物太多，护士则可将每一种药物可能产生的不良反应，护士要不良反应打贴在药盒上，也可把应对不良反应的方法加强记忆，法并运用了解药物每天空闲贴在的手机里，致励患者录音的时候听，寻求运用关系他人的社会支持，如来友爱的关怀；⑤反条件化：也称药物替代，用可供选择的健康行为或认识替代不健康行为，可以让患者说出不了解药物不良反应的情形和维持替代行为的建议——些可替代药物不良反应的认知和改变；⑥强化管理：通过强化患者反应控制和维持行为，患者出人院离开后进行行为改变的过程，⑦剌激控制：控制引发相同反应的剌激源，例如张贴含有某药物不良反应的卡通图片于患者出人院频繁的地点，如厨房、客厅等，以减少忘记	**判断依据：**注意观察药物不良反应的行为已超过 6 个月。**应对措施：**①护士应继续提供鼓励，帮助患者免服用药物导致复发的障碍，引导回顾患者的优势，生活情景，帮助患者设定新的自我管理目标；②根据患者的自我管理目标优先顺序，帮助患者设定新的自我管理目标
疾病医学管理／药物管理					

（续表）

目标条目	目标阶段变化情况及赋值				
	前意向阶段 1	意向阶段 2	准备阶段 3	行动阶段 4	保持阶段 5
4. 告知医护人员正在服用的所有药物（如中药、保健药、治疗品、治疗感冒、咳嗽、消化不良、发热等症状的非处方药等）	**判断依据：** 在未来6个月内没有告知医护人员正在服用的所有药物的打算。**应对措施：** ①对患者当前的行为不抱以共情和接受的态度，表示理解和尊重患者的感受；②确认患者没有准备引起改变，并且不要试图让他改变，以及过多过度地对患者进行教育；③生动解释药物改变会引起的清醒患者回忆临床真实案例，唤醒患者改变的意识和希望；④生动解释药物改变会引起的清醒患者，如引导患者回忆上次因心衰发作入院的场面，刺激其消极体验，刺激患者朝向情感的方向努力	**判断依据：** 准备在未来6个月内采取行动，做到告知医护人员正在服用的所有药物。**应对措施：** ①开始鼓励患者评估告知医护人员服用的所有药物的利弊，以便帮助患者对心衰病有正确的态度；②使用反映性倾听，帮助患者针对性地对患者进行健康教育；③帮助患者识别正在服药的自我管理的障碍以及哪些障碍是可以克服的问题；④指导患者回忆过去告知医护人员正在服用的所有药物的积极体验，以及没有告知所有药物而造成的不良好景的差异；⑤发现患者的自我效能，以发现自己目前关于改变患者的益处和效果；⑥通过家庭成员过去在工作、将来将出工作努力等方面的努力，鼓励患者付出努力，将应用所有药物的行为冲突；当前应用所有药物的行为会成为什么样子，当前药物的价值观再评价：让患者知道告知正在服用的所有药物时的价值观是如何应用到个人健康方面，引导患者告知医护人员正在服用的所有药物时的价值冲突；⑥环境再评价：告知其不告知所有药物时属于自己所感受的，听家属对于其不告知正在服用的所有药物时自己的感受	**判断依据：** 准备在未来30天内采取行动，并且已经采取了一些准备步骤做到告知医护人员正在服用的所有药物。**应对措施：** ①自我解放：增加患者对于告知医护人员自己正在服用的所有药物的行为的自主决定与自我管理日志告的自我管理日志，动员患者认同信念，通过签署自我管理目标激励患者认同信念，并向身边的人好友发承诺书，动员患者改变的自信心；②社会解放：得到其他人们的支持决心、得到他人们的支持决心；②社会解放：利用政策、法律、法规等，让患者正在服用的所有药物的重要性变化，如为患者展示多学科团队正在服用的所有药物剂物伴侣，也称识伴侣管理；国务院办公厅关于印发《中国防治慢性病中长期规划（2017—2025年）》的通知中提出加强慢性病防治协同，坚持中西医并重	**判断依据：** 告知医护人员正在服用的行为已经发生了少于6个月。**应对措施：** ①患者能用自己的话说出正在服用的所有药物（知识目标）；②借助图片、患者能准确做到自己目前服用的所有药物；③患者能每天将服用药物（技能目标）记录于"自我管理情况记录于"自我管理日志本"上；①帮助护人员根据患者的所有回答，提供相应的支持和资源。患者若告诉临床护士自己已停服中药，护士则应询问患者还存在哪些相关困难正延将会将这心衰病引起中医，护士会与临床医生和西医生和西医生和临床医生和商讨患者是否可以继续服用中药；也称为认识认知识伴侣，护士会与多学科团队成员共同商讨患者是否可以继续服用中药；④反复激励人员并建议一些可替代的服用所有药物的行为，通过强化一些可替代的服用所有药物的行为；⑥强化管理：通过强化所有药物的认知改变并建议一些可替代的行为，引导患者进行行为改变，如通过奖励的认知改变，如制引导行为改变的刺激源，如张贴药盒；⑦刺激控制：控制引导行为改变的刺激源，一周服药盒；⑧刺激控制：控制引发患者出现忌服用的情形并避免一些忌服用的地点，如厨房、客厅等，以引起患者足够重视	**判断依据：** 告知医护人员正在服用的所有药物的行为已经发生并超过6个月。**应对措施：** ①护士应继续提供鼓励，帮助患者克服可能导致复发的障碍，引导他回顾当初常改变时的优势、生活愿景、目标和激励措施；②根据患者设定的自我管理目标优先顺序，帮助患者设定新的自我管理目标

（续表）

目标条目	目标阶段变化情况及赋值				
	前意向阶段 1	意向阶段 2	准备阶段 3	行动阶段 4	保持阶段 5
5. 掌握自我调整基本治疗药物的方法，如出现心衰加重症状，根据心率和血压情况监测调整或就诊后，咨询医生，调整β受体阻滞剂、ACEI和/或ARB、利尿剂等药物的剂量（疾病管理 药物管理 医学管理）	**判断依据**：在未来6个月内没有掌握自我调整基本治疗药物的方法的打算。**应对措施**：①对患者当前的态度表示理解和接受，倾听，表示理解他感受；②使用反映性倾听，确认患者的感受；③确认患者没有准备改变这一事实，并且不要试图让他改变，否则可能会引起患者的抗拒心理；④致力于理解患者，提出问题，让患者说出自己当前不想掌握自我调整基本治疗药物的看法，以及过去是否掌握过有这种自我调整基本治疗药物方法的经历等；⑤鼓励患者发现掌握自我调整方法的行为方面的益处，识别唤起学习能力的事，观念和真实案例唤醒患者改变的意识和希望，如通过回忆上次发生心衰住院的场景的情感体验，焦虑、痛苦，如引导患者致次因心衰住院的场景上，剩激患者朝积极解脱这种情感方向努力	**判断依据**：准备在未来6个月内采取行动，做到掌握自我调整方法。**应对措施**：①开始鼓励患者评估掌握自我调整方法的利弊，以便帮助患者治疗药物理解掌握自我调整方法对患者的好处；②开始治疗药物自我调整性别针对性地对患者进行药物自我调整性别真正产生兴趣的障碍的借口以克服的借口；③帮助患者了解过一些障碍，⑤指导患者了解掌握自我调整方法的积极体验，帮助患者树立掌握自我调整方法的想要的状态的良好场景，并指导患者了解目前或将有的差异，以及目前掌握自我调整方法将如何有益于自我效能，⑤自我再评价：当有益于自我，将延伸于个人健康方面，引导患者进行价值观再评价：让患者思考，为什么会这样子，当前的价值观与基本治疗药物自我调整的行为如何，当环境对于其因不会自我调整基本治疗药物导致心衰恶化患者再住院时的感受	**判断依据**：准备在未来30天内采取行动，并且已经采取了一些准备做到自我调整方法。**应对措施**：增加患者对于掌握自我调整药物同信念与认可度，如通过签署自我管理同意书，增强目标利用自己掌握自我调整方法的决心，得到身边的家人好友承诺到他们的支持，利用社会解放，承诺②社会规范，法律法规，政策，意识到社会的支持，如告知患者国务院办公厅关于印发《中国防治慢性病中长期规划（2017—2025年）》的通知中指出要加强健康教育，提升慢性病患者健康素质	**判断依据**：掌握自我调整基本治疗药物的方法的行为持续不少于6个月。**应对措施**：①患者能自己说出一些准备做到基本治疗药物对自己健康的；②借助"场景模拟"，患者能准确识别出自己将要进行药物的行为（知识与技能目标）；③患者还存在哪些困难将进行药物服用障碍如何解决？如患者的困难为水肿加重时，护士则可为患者安排与多学科团队中的心内科医生和药剂师沟通，口服利尿药物的剂量，这种困难可解决患者应如何调整利尿药的剂量，护士可让患者了解如何调整利尿药物并提供相应的剂量以让患者知道不能自我掌握基本治疗药物方法认为不能自我调整药物所具有的支持，药物调整方法认为有必要掌握自我调整方法的行为，如患者的情形并提供一些必要支持用药，护士可告知患者知道每个人都具有个体差异，也称为剩量选择到不健康替代用，选择出不能自我掌握健康行为，那些医生建议可根据自己的症状和剩量持患者对掌握自我调整药物方法的行为进行规范化用药的过程；⑦自我奖励：例如张贴水肿加重的图片于患者出入频繁的地点，或厨房、客厅等以提醒患者增加利尿剂的用量	**判断依据**：自我调节基本治疗药物的方法已经发生并持续超过6个月。**应对措施**：①护士应继续提供鼓励，帮助患者克服服用药物方面的障碍，引导患者回顾他良好时常导致复发的优势、生活愿景，目标和激励措施；②根据患者的自我管理目标优先顺序，帮助患者设定新的自我管理目标

（续表）

6. 定期或必要时的门诊随访

目标阶段变化情况及赋值

目标条目	前意向阶段 1	意向阶段 2	准备阶段 3	行动阶段 4	保持阶段 5
6. 定期或必要时的门诊随访	**判断依据：** 在未来6个月内没有定期或必要时进行门诊随访的打算。 **应对措施：** ①对患者当前的行为以共情和接受的态度倾听，表示理解和尊重患者的感受；②确认并接受他反映性改变，以便帮助他做这一事实，否则可能会引起让患者的抗拒心理；④致力于帮助患者，提出问题唤起患者说出自己当前不定期或必要时进行门诊随访过的经历以及过去是否有定期随访，如通过回忆上次因心衰发作人院唤醒患者改变的意识和希望；⑥生动解剖，体验上次因心衰而住院的痛苦、苦痛，如引导患者回忆，通过刺激患者朝解脱这种情感的方向努力	**判断依据：** 准备在未来6个月采取行动，做到定期或必要时进行门诊随访。 **应对措施：** ①开始鼓励他门诊随访或必要时进行门诊随访，针对相关性地对患者进行门诊随访的好处；②开始鼓励他识别障碍是否是真正的障碍以及哪些差异，④发现差异，指导去了解过去前不定期或必要时进行门诊随访而造成的消极后果，帮助患者树立进行门诊随访的积极体验，帮助患者树立门诊随访的状态；③了解患者定期或必要时进行门诊随访的快乐，将良好愿景的情景，帮助他想要定期或必要时进行门诊随访；⑤意识唤起：让患者了解定期或必要时进行门诊随访的自我效能，通过家庭等方面付出的努力，工作、家属等方面评价患者过去的努力，鼓励患者评价他的未来，将这种努力也应用到个人健康方面，引导患者思考：当你定期或必要时进行门诊随访后会成为什么样子；⑥环境再评价：让患者对值观察有冲突的与你的价值观有冲突的对于其因不定期进行门诊随访而再住院时的行为进行再评价	**判断依据：** 准备在未来30天内采取行动，并且已经采取了一些准备步骤做到定期或必要时进行门诊随访。 **应对措施：** ①自我解放：让患者对于定期或必要时进行门诊随访有决心，通过签署承诺书，并利用身边的家人好友等承诺；②社会解放：利用政策、法律、法规等告知患者国务院办公厅关于印发《中国防治慢性病中长期规划（2017—2025年）》的通知中指出要促进居民提供公平可及、系统连续的预防、治疗、康复、健康促进进一体化的慢性病防治服务	**判断依据：** 定期或必要时已经发生门诊随访的行为但发生门诊随访的行为还少于6个月。 **应对措施：** ①帮助患者能用自己的话说出定期或必要时进行门诊随访有何为必要（知识目标）；②患者能准确识别出何为定期或必要时进行门诊随访（技能目标）；③根据患者还存在哪些困难阻碍定期进行门诊随访，很难按照自己的目标来实现，如患者处人满为患，很难挂到号，护士则可为患者解决自己的社会支持，如亲友等的关怀的关系；护士可指导患者及家属如何为重要去急诊检查，如来医院及门诊随访时可替他挂号，既可帮助到他网上挂号预约，既可帮助到介绍本院的医生挂号介绍到需去急诊就诊，也称认识一些让患者也可让患者体会护士人员的支持，用可供选择的健康行为或认识善用有关护他人的心理技巧，寻求并运用对社会支持，如亲友等的健康行为，可以让患者代替不健康行为，护士可代替患者做出进行门诊随访的健康行为；⑤反馈强化：护士对患者说出现何种情形并症进行门诊随访，如患者及家属需要去门诊随访 ④目标管理：通过强化手段控制和维持患者不健康行为的状态，护士可指导患者及家属状况需要去急诊，何为重要状况需要去急诊就诊；⑤强化管理：通过奖励和惩罚进行行为的改变，如通过改变奖励的过程，患者对定期随访的认知改变，例如张贴定期进行门诊随访的条件引发相应行为改变的时间患者出人频繁记门诊随访的地点，如厨房、客厅等，以避免忘记门诊随访	**判断依据：** 定期或必要时进行门诊随访的行为已经发生并超过6个月。 **应对措施：** ①护士应继续鼓励，帮助患者发现服时常发生复发时可能导致复发的障碍，并引导他回顾他的生活情景、生活愿景，优势，目标和激励措施；②根据患者的自我管理目标，帮助患者设定新的自我管理目标

疾病医学管理　药物管理

（续表）

目标条目	前意向阶段 1	意向阶段 2	准备阶段 3	行动阶段 4	保持阶段 5
7. 自我监测腹围	判断依据：在未来6个月内没有自我监测腹围的打算。应对措施：①对患者当前的行为抱以共情和接受的态度 ②确认患者没有准备改变这一事实，表示理解和尊重患者，并且不要试图让他改变，否则可能会引起患者的抗拒心理 ③致力于理解患者说出自己目前不自我监测腹围的原因以及造成现状的原因 ④现并学习有过这种不自我监测腹围的经历等，去发现并解决患者改变的顾虑 ④致力于改变观念和技巧，如通过讲解临床真实案例和解释患者改变的意义，体现和希望：⑤生动解脱：发现心衰复发多次，如引导患者回忆上次住院心衰发作时的场景，激发患者朝解脱这种消极情感（恐惧、焦虑、苦恼）方向努力	判断依据：准备在未来6个月内采取自我监测腹围，做到自我监测腹围。应对措施：①开始鼓励患者评估自我监测腹围的利弊，以便帮助他理解自我监测腹围的利弊 ②开始针对性地对症状患者进行自我监测腹围的健康教育 ③帮助患者识别真正的障碍是什么 ④发现差异，帮助患者了解过去与目前没有自我监测腹围的状态以及目前没有自我监测腹围而造成的危害，帮助患者树立积极体验，以良好的愿景激励患者 ⑤自我再评价：通过自我再评价，加强患者对价值评价的付出的努力，鼓励患者思考"我这种行为是什么样子，当前的价值有冲突的行为是如何与你的健康方面引导患者思考，将这应用于个人健康方面的努力"⑥环境再评价：让患者倾观对于其因不自我监测腹围后致使不能早期识别心衰恶化而再住院时的感受	判断依据：准备在未来30天内采取行动，并且已经采取了一些准备步骤做到自我监测腹围。应对措施：①自我解放：增加患者对于自我监测腹围认同信念，如通过签署自我管理目标激励协议书，并承诺做到好自我监测腹围的决心，增强患者自己自我监测腹围的决心，得到自我监测腹围的承诺 ②社会解放：利用政策、法律、法规等，让患者意识到自我监测腹围的重要性，如告知患者国务院办公厅关于印发《中国防治慢性病中长期规划（2017—2025年）》的通知中倡导"每个人是自己健康第一责任人"的理念，促进群众形成健康的行为方式	判断依据：自我监测腹围的行为已经发生但少于6个月。应对措施：①患者能用自己健康的话说出自我监测腹围对自己展示如何将腹围测量记录于"自我管理日志本"上：④帮助关系①询问患者还存在哪些困难？根据患者的回答，提供相应的支持和资源，如患者的困难是皮肤和医院的腹围尺有些不同，两个地方测出来的腹围有些不同，护士则可为患者提供统一的"心衰腹围测量尺"，既可解决患者提供的困难，也可让患者体会到医护人员对自我监测腹围行为的社会支持 ③反条件化：也称为自我刺激替代，可以让患者说出不能自我监测腹围行为的健康行为，如患者因为有时水肿加重，无法自我测量腹围，护士可指导家属如何为卧床的患者测量腹围，如水肿比较严重，需要及时的患者测量腹围 ④强化管理：通过强化手段控制和维持患者对自我监测腹围行为的认知改变，如通过改变的奖励"心衰腹围测量尺"激励患者进行行为改变 ⑤刺激控制：控制引发相同行为的语言标志于患者出现自我监测腹围的地点，如卧室、厨房、客厅等，以避免忘记记录监测腹围	判断依据：自我监测腹围的行为已经发生并超过6个月。应对措施：①护士应继续提供鼓励，帮助患者克服可能导致复发的障碍，引导他回顾他的优势、生活愿景。②根据激励措施和激励目标优化自我管理目标，帮助患者设定新的自我管理目标

疾病医学管理　症状管理

目标条目	前意向阶段 1	意向阶段 2	准备阶段 3	行动阶段 4	保持阶段 5
8.自我监测体重（晨起排空大小便后，在固定时间穿同一着装下测量。如在1～3天内突然增加2kg，立即报告医生使用利尿剂或加大利尿剂的剂量） 疾病症状医学管理	**判断依据**：在未来6个月内没有自我监测体重的打算。 **应对措施**：①对患者的行为反映以共情和接受的态度，以便理解和尊重患者当前的态度；②使用反映性倾听，表示理解和尊重患者的感受；③确认患者没有准备改变这一事实，并且不要试图让他改变，否则可能会引起患者的抗拒心理；④致力于理解患者，提出问题，让患者说出自己对当前不自我监测体重的看法，以及没有去监测体重的经历或借口；⑤意识唤起：发现心衰症状再次发作人院的场合，刺激患者朝向脱离这种情感的方向努力	**判断依据**：准备在未来6个月采取行动，做到自我监测体重。 **应对措施**：①开始自我监测体重评估对患者和接触倾向的好处；②开始有针对性地对患者进行自我管理的健康教育；③帮助患者识别真正的障碍以及发现差异：①发现差异，帮助患者了解目前没有自我监测体重而面临的消极体验，以发现自己目前行为与良好愿景的差异，以及目前行为将导致的自我监测体效果的未来，加强自我肯定，通过自我再评价：①自我再评价，通过肯定患者过去在工作、家庭等方面付出的努力，鼓励引导患者在个人健康方面也应用当你为什么这么努力想一想；②环境再评价：让患者自我的价值观再审视，引导患者思考当与自我监测的行为是如何与你自己的价值观冲突的；③环境再评价，当患者因不自我监测体重导致心衰恶化而再次人院时引导其早期识别心衰恶化时的感受	**判断依据**：准备在未来30天内采取行动，并且已经采取了一些准备步骤做到自我监测体重。 **应对措施**：①自我解放：增加患者对于自我监测与认同信念，如通过签署自我管理目标激励协议书，并向身边的家人、好友承诺自己会自我监测体重，得到他们的支持，增强自我监测体重的决心；②社会解放：利用政策、法律、法规等，让患者意识到自我监测体重的重要性，如告知患者《国务院办公厅关于印发〈中国防治慢性病中长期规划（2017—2025年）〉的通知》倡导"每个人是自己健康第一责任人"的理念，促进良好形成健康的行为方式	**判断依据**：自我监测体重的行为已经发生但少于6个月。 **应对措施**：①患者能对自己健康的意义（知识目标）；②患者能做到每天将体重情况记录于"自我管理日志本"上；①帮助患者发现可能阻碍自我监测体重目标的实现，如询问患者还存在哪些困难？根据患者的困难医院为大家提供相应的支持和资源，只能每个同志社区医院提供一次体重计，只可让患者自我监测体重，也可让他人协助监测相关护理人员的支持，善用他人关怀的关系；⑤反馈技巧，既可解决患者的困难，也可以改变他们的看法，用可供选择的情形建议一些可能代替的方法，如患者因为忘记监测体重，故无法判断引导患者将体重计放置处于饱餐状态，护士则可指导患者早起来将体重计起床重量，早起时便一便来后记监测管理；⑥强化管理：通过自我监测体重行为效控制和维持患者对自我监测行为的认知改变，如通过奖励的形式给患者进行激励刺激资源，例如张贴每日监测体重相同行为语于卫生间门口，以避免忘记监测体重	**判断依据**：自我监测体重的行为已经发生并超过6个月。 **应对措施**：①护士应继续提供自我监测体重复发时的自我管理，帮助患者克服可能导致致复发的障碍，引导他回顾原有的优势、生活愿景，目标和激励措施；②根据患者的自我管理目标优先顺序，帮助患者设定新的自我管理目标

（续表）

目标条目	前意向阶段 1	意向阶段 2	准备阶段 3	行动阶段 4	保持阶段 5
9. 自我记录尿量	**判断依据：** 在未来6个月内没有自我记录尿量的打算。**应对措施：** ①对患者当前的行为以共情和接受的态度，表示理解和尊重患者的感受；③确认患者没有准备改变这一事实，并且不要试图让他改变，否则可能会引起他的抗拒心理，提出让患者解除心理障碍；②致力于让患者说出自己对当前不自我记录尿量的看法，以及过去有过自我记录尿量的经历等；⑤意识唤起：通过现身学习资料，改变观念，如案例以唤醒患者改变的意识和希望；⑥生动解脱：体验患者记忆真实去，如引导患者回忆上次自我记录尿量前的情景，如引导心衰发作住院的场面，剖析患者消极情感的情绪（恐惧、焦虑、苦恼），通过消极解脱激励患者朝解脱这种消极情感的方向努力	**判断依据：** 准备在未来6个月采取行动，做到自我记录尿量。**应对措施：** ①开始鼓励患者评估自我记录尿量的利弊，以便帮助他理解患者的利弊的好处；②开始有针对性地对患者进行自我管理地的健康教育；③帮助患者识别真正的障碍以及障碍得是否可以克服的借口，①发现差异，并指导患者了解当前没有自我记录尿量而造成的消极体验，以发现自己目前行为与良好愿景的差异，将自我记录尿量与他的想象将来有益于自我效能；⑤自我再评价：通过肯定患者过去在工作、家庭等方面付出的努力，鼓励患者应用于个人自我，将这种努力也应用到如何自我健康方面，引导患者思考为什么自我记录尿量后会成为什么样子；当前自定肯再评价：让患者倾向对你自己的行为导致的⑥环境你的价值观有冲突的，与于其因不自我记录尿量导致不能早期识别心衰变化而再住院时的感受	**判断依据：** 准备在未来30天内采取行动，并且已经采取了一些准备步骤做到自我记录尿量。**应对措施：** ①自我解放：增加患者对于自我记录尿量认同信念，并向身边的家人自我承诺，如通过自我激励签署自我管理目标承诺协议书，并向承诺自己自我记录尿量的决心，得到他们的支持，增强目标承诺；②社会解放：利用规章、法律、法规等，让患者意识到自我记录尿量的重要性，如告知患者国务院办公厅关于印发《中国防治慢性病中长期规划（2017—2025年）》的通知中倡导"每个人是自己健康第一责任人"的理念，促进社群众形成健康的行为方式	**判断依据：** 自我记录尿量的行为发生但少于6个月。**应对措施：** ①患者能用自己健康的话说出自我记录尿量对自己健康的意义（知识尿量监测（技能）日志本"上；①帮助患者）；②患者能做到自我管理目标）；③患者能知护士自己将如何进行尿量测量记录（技能记于"自我管理日志本"上；根据患者的回答，提供情况支持和资源，如患者还存在哪些困难得体验到家里关系？询问患者目标的实现？根据患者的困难，护士则可供解决患者的困难，寻找量的社会护士量到量，供给统一的"心衰尿量杯"，既为患者提供支持的困难，也可让患者体会到护技巧，寻求并运用对自己改变行为化护士则可提供关怀的社会护士量人员的支持，专用关怀他人的心理支持，⑤反条件的：也称自支持，如亲友等对自我记录尿量行为或改变为测激替代，用可供选择健康行为的；健康行为为，如患者说有时每天记录尿代替不能替代一些健康行为，不能准确自我记录尿量说出时需要外出，不能准确每天记尿量。护士则可告知患者不需要每天液量和我记录尿量的情形并替代一日，记录某每天液量，比较出量，选择在家的一日，就可了解近日体内液体，人量是否平衡，通过强化手段帮助患者设量，护士则可告知患者行为的认知改变，体液管理：⑥强化管理：通过自我记录尿量新改变的认知改变，控制引维持患者对自我记录尿量⑦奖励：①刺激源，例如张贴每日忘记记录尿过程⑦刺激控制：控制引发相同标语于卫生间门口，以避免忘记记录尿量的标语发同张贴"心衰尿量杯"激励患者量尿量	**判断依据：** 自我记录尿量的行为已经发生并超过6个月。**应对措施：** ①护士应继续提供鼓励，帮助患者致复复发的障碍，时常能阻碍他的优势、生活愿景，目标和激励措施；②根据患者的自我管理目标优先顺序，帮助其设定新的自我管理目标

目标阶段变化情况及赋值

疾病医学管理学
症状管理

（续表）

目标条目	目标阶段变化情况及赋值				
	前意向阶段 1	意向阶段 2	准备阶段 3	行动阶段 4	保持阶段 5
疾病医学管理 症状管理 10. 自我检查踝部有无水肿	判断依据：在未来6个月内没有自我检查踝部有无水肿的打算。 应对措施：①对患者当前的抱以共情和接受的态度，表示理解和尊重患者的感受；②使用和蔼以及共情，让患者说出自己对当前不自我检查踝部有无水肿的态度改变；③致力于理解患者的态度改变，否则可能会引起患者的抗拒心理，提出问题；④致力于理解患者的经历，以及发现并了解患者的积极体验，让患者说出过去自我检查踝部有无水肿的事实，发现并了解患者无水肿而造成的消极的情绪（恐惧、焦虑、苦闷），如何导致患者回忆上次因心衰发作而住院的场面，通过唤醒患者对消极情感的体验，刺激患者朝解脱恐惧感的方向的努力	判断依据：准备在未来6个月采取自我检查踝部有无水肿。 应对措施：①开始鼓励患者做到自我检查踝部有无水肿，以便帮助他更好地理解对患者的自我检查踝部有无水肿的好处；②开始有针对性地进行自我管理的健康教育，帮助患者识别真正的障碍以及哪些障碍是目前没有自我检查踝部有无水肿的借口；①发现差异：②帮助患者了解目前没有自我检查踝部有无水肿而造成的消极心理，想到自己目前行为与良好自我检查体验的差异，以发现患者前行为改变效能的印象；④生动唤醒，加强自我评价：通过肯定等方面做出的努力，鼓励患者评价自我，引导患者思考这种行为也应用于个人健康方面；⑤当自我再评价：让患者倾听他人对其真因不自我检查踝部有无水肿导致不能早期住院时的感受	判断依据：准备在未来30天内采取行动，并且已经采取了一些准备步骤做到自我检查踝部有无水肿。 应对措施：①增加患者对于自我检查踝部有无水肿为何行为的自主决定与认同信念，如通过签署自我管理目标激励协议书，并向身边的家人好友承诺自己的决心，得到目标支持；②社会解放，利用政策、法律、法规，让患者意识到自我检查踝部有无水肿的重要性，如告知患者国务院办公厅关于发布《中国防治慢性病中长期规划（2017—2025年）》的通知中倡导"每个人是自己健康第一责任人"的理念，促进患者众生成健康的行为的方式	判断依据：自我检查踝部有无水肿的行为已经发生但少于6个月。 应对措施：①患者能自用自己的话说出自我检查踝部有无水肿的意义（知识目标）；②患者能复述如何进行自我检查踝部有无水肿（技能目标）；③患者能每天将踝部有无水肿检查情况记录下来"（行为目标）。 患者在自我检查踝部有无水肿时还存在哪些困难？根据患者的回答，提供相应的支持和资源，如护士则可指导患者减轻肿胀的程度，如双踝上水肿程度根据水肿程度进行分级，如双踝为Ⅱ度水肿，当出现Ⅰ度上水肿，双踝下水肿为Ⅲ度，且通过控制低盐饮食，饮水量及时来看医生，如亲友等的关心，应及时对来怀他人的心理给予支持；④寻求并运用对自我检查踝部有无水肿行为的社会支持，如护士则可让患者说出内心的想法，可以让患者选择自我检查踝部有无水肿的场所；⑤反条件化，也称为刺激替代，用可供选择技巧，寻求并运用替代不健康行为，如患者说出内心的健康行为或认识不能自我检查踝部有无水肿的情形代替，设法认识怀他人的情形化明确；⑥强化管理：通过奖励激励患者对自我检查踝部有无水肿行为，如改变了，但是我检查踝部水肿的认知持续水肿行为，还不回顾，这我的过程明确；⑦刺激控制：控制引发相应行为的刺激源，例如张贴每日自我检查踝部有无水肿的提醒，可能还存在着原性水肿，眼睑部位水肿，建议通过强化手段控制出现水肿行为的刺激源，如在卧室、厨房、客厅等，以避免忘记	判断依据：自我检查踝部有无水肿的行为已经发生并超过6个月。 应对措施：①护士应继续提供鼓励，帮助患者克服可能导致复发时的障碍，引导患者回顾他以往的优势、生活愿景，目标和激励措施；②根据患者的自我管理目标优先顺序，帮助患者设定新的自我管理目标

（续表）

目标条目	目标阶段变化情况及赋值				
	前意向阶段 1	意向阶段 2	准备阶段 3	行动阶段 4	保持阶段 5
疾病症状医学管理 11.自我监测血压	判断依据：在未来6个月内没有自我监测血压的打算。应对措施：①对患者当前的行为表示理解和接受，以抱以共情和尊重患者的态度；②使用反映性倾听理解和尊重患者的感受；③确认患者还没有准备改变这一事实，并且不要试图让患者改变，否则可能会引起他改变的抗拒心理，让患者说出自己对当前不自我监测血压的看法；④意识唤醒是发现不自我监测血压行为现状的消极经历等；⑤意识唤醒提高患者学习有关自我监测血压行为改变的意识和技巧，如案例分享发生心衰住院的意识和努力导致的消极的情绪（恐惧、焦虑、告诫），如引导患者回忆上一次自我监测血压时的体验、生动解脱患者消极的情感方面，剌激对消极情感的体验，通过对消极情感的剌激激励患者朝解脱这种消极情感的方向努力	判断依据：准备在未来6个月采取行动，做到自我监测血压。应对措施：①开始鼓励患者评估自我监测血压的利弊，以便帮助他理解对性血压的好处；②开始行动性地对患者进行自我管理的障碍；③帮助患者识别真正的障碍以及障碍会引起患者的借口；④发现差异：指导患者了解过去自我监测血压的积极体验，帮助患者树立他想要的情绪清晰愿景，并指导患者了解目前没有自我监测血压而造成的消极后果，以发现自己目前行为与良好愿景的差异，以及目前自我监测血压将如何有益于自我监测血压的未来。加强患者的自我效能；⑤自我再评价：通过肯定他们的付出和努力，引导患者思考如果不自我监测血压也是如何，患者过去在工作、家庭等方面的自我，将这种努力也应用于自我、人健康方面，引导患者思考为什么你的价值观有冲突的，当前的行为也是如何导致其因不自我监测血压而住院时的感受	判断依据：准备在未来30天内采取行动，并且已经采取了一些准备步骤做到目标自我监测血压。应对措施：①自我管理对于自我监测血压有针对性认同信念，如通过激励决定与自我管理目标协议签署目标承诺书，以及向身边的家人好友承诺自我监测血压的决心，得到他们的支持；增强目标承诺的支持解放，利用政策、法律法规等，让患者意识到自我监测血压的重要性：如告知患者国务院办公厅关于印发《中国防治慢性病中长期规划（2017—2025年）》的通知中指导倡导"每个人是自己健康第一责任人"的理念，促进群众形成健康的行为方式	判断依据：自我监测血压的行为已经发生但少于6个月。应对措施：①患者能用自己的话说出自我监测血压对健康的意义（知识目标）；②患者能向护士展示如何自我监测血压（技能目标）；③患者能做到每天自我监测血压并记录于"自我管理日志本"上；④帮助有关自我监测血压目标实现？询问患者还存在哪些困难？根据患者的困难提供相应的支持和资源，如果每周患者的困难为家里没有血压计，只能录于社区医院称量一次血压，护士则可为患者提供一个"电子血压计"，既可了解患者的心理增进技巧，寻求护士人员的关怀，也可让患者选择一些可替代的健康行为，如运动或改变行为方式；⑤反条件化：用可供选择的健康行为替代的行为，如患者认为自己每天在家测量血压的行为，护士则同部位测血压，取平均值；⑥强化管理：通过强化手段控制和维持患者对自我监测血压行为的认知或改变，如通过奖励"电子血压计"激励控制，控制引发相同行为的剌激源，例如每日早起和睡觉前定时监测血压的间隔，以避免忘记监测血压	判断依据：自我监测血压的行为已经发生并超过6个月。应对措施：①护士应继续提供鼓励，帮助患者克服可能导致患者恢复的障碍，时常回顾他的优势、生活愿景，引导患者致复发的障碍，②根据患者的自我管理目标优先顺序，帮助患者设定新的自我管理目标

72

（续表）

目标条目	目标阶段变化情况及赋值				
	前意向阶段 1	意向阶段 2	准备阶段 3	行动阶段 4	保持阶段 5
12. 自我监测呼吸	**判断依据：** 在未来6个月内没有自我监测呼吸的打算。 **应对措施：** ①对患者接受当前的行为抱以共情和尊重的态度；②使用反映性倾听，以便帮助理解患者的感受；③确认患者没有准备改变这一事实，并且不要试图让患者改变，否则可能会引起患者的抗拒心理，提出问题，让患者说出自己对当前不自我监测呼吸的看法，以及过去曾有过自我监测呼吸的经历等；④意识唤起：发现学习支持自我监测呼吸的新技巧和实事例，观念识别患者情感的体验，如回忆上次因心衰发作时导致的消极情感的体验（恐惧、焦虑、苦恼），如引导患者回忆起通过消极患者情感的体验，通过消极激发患者情感改变的意向，刺激患者朝解脱这种情感而方向努力	**判断依据：** 准备在未来6个月采取行动，做到自我监测呼吸。 **应对措施：** ①开始鼓励患者进行自我监测呼吸的利弊，以便帮助理解患者对症状有针对性地对患者进行健康教育；③帮助患者识别自我管理的障碍以及障碍患是真正的障碍以及可以克服的借口：①发现差异：指导患者了解过去自我监测呼吸的积极体验，帮助患者树立他想要了解的清晰愿景，并指导患者了解目前没有自我监测呼吸而造成的消极体验，以及发现目前行为与良好愿景之间的差异，以及将发现自我监测呼吸将如何有益于自我效能；⑤自我再评价：通过肯定患者过去在工作、家庭等方面付出的努力，鼓励患者思考自我，将这种努力也应用于自健康方面；⑦引导患者思考：当你自我监测呼吸也会成为什么样子，当前的行为是如何导致你的价值观冲突的；⑥环境再评价：让患者倾听家属对其其因不自我监测呼吸而导致心衰恶化而再住院时的消极感受	**判断依据：** 准备在未来30天内采取行动，并且已经采取了一些准备步骤做到自我监测呼吸。 **应对措施：** ①自我解放：增加患者对自我监测呼吸认同信念，并向身边的家人签署自我管理目标激励协议书，得到他们的目标支持承诺的决心，得到他们的目标支持承诺；②社会解放：利用政策、法律、法规等，让患者意识到自我监测呼吸的重要性，如告知患者国务院办公厅关于印发《中国防治慢性病中长期规划（2017—2025年）》的通知中倡导倡导"每个人是自己健康第一责任人"的理念，促进群众形成健康的行为方式	**判断依据：** 自我监测呼吸的行为少于6个月。 **应对措施：** ①患者能用自己的话说出自我监测呼吸对自己健康的意义（知识目标）；②患者能向护士展示出何种呼吸形态将为患者管理日志本（技能目标）；③患者能复发困难的回答：提供相应的支持和资源，如患者在患者不自主地控制观患者的起伏、起伏，善用关怀他人的心理技巧察胸部的起伏，即一次吸气一次呼吸，运用对自我监测呼吸并建议一些可替代的，可以让患者说出一些不能认识到的自我监测呼吸形态；⑤反条件作用：用可供选择的健康行为方式代替不健康的主要睡眠时的呼吸形态。护士则可购买睡眠呼吸暂低通气综合征能及时识别睡眠呼吸暂停的患者及呼吸形态，如通过改强化管理：对自我监测呼吸认知改变，如通过奖励心衰电子血压计"微激励患者进行行为改变的刺激过程，例如张贴每日监测睡眠呼吸的刺激源：控制引发相同语的电子血压计上，以提醒每次监测血压时同时监测呼吸	**判断依据：** 自我监测呼吸的行为并已经发生并超过6个月。 **应对措施：** ①护士应继续提供鼓励，帮助导致患者克服的障碍，帮助患者时常回顾他的优势、生活愿景，②标和激励措施；②根据患者的自我管理目标优先顺序，帮助患者设定新的自我管理目标

疾病症状医学管理

（续表）

目标条目	目标阶段变化情况及赋值				
	前意向阶段 1	意向阶段 2	准备阶段 3	行动阶段 4	保持阶段 5
13. 自我监测脉率（疾病医学症状管理）	**判断依据：**在未来6个月内没有自我监测脉率的打算。 **应对措施：**①对患者当前的行为评估并接受，以共情和接受，表示理解和尊重患者当前的态度；②使用反映性倾听，表示理解和尊重患者的感受；③确认这一事实，并且不要试图让他改变，否则可能会引起患者的抗拒心理，让患者说出自己对当前不自我监测脉率的看法，提出问题，以及过去是否有过自我监测脉率的经历等；④意识唤起：发现并引导临床事实，以及解释自我监测脉率而导致去自我监测脉率的科技巧，如使用可改变脉率行为改变的意念和经历等；⑤生动解脱，如引导患者回忆上次自己心衰发作入院、抢救的场面，并引导女性患者体验自我监测脉率的消极情感（恐惧、焦虑、苦恼），激励患者朝解脱这种消极情感的方向努力	**判断依据：**准备在未来6个月采取行动，做到自我监测脉率。 **应对措施：**①开始鼓励患者评估自我监测脉率的利弊，以便帮助他理解自我监测脉率的好处；②开始鼓励患者进行针对性地对症状自我管理的健康教育；③帮助患者识别真正的障碍以及发现差异，可以克服的借口：①发现差异：指导患者了解过去自我监测脉率的积极体验、帮助患者树立他想要的状态的清晰的愿景，并指导患者了解目前行为造成的消极的结果，以及目前行为与目标的差异，以发现自己的差异，以及他将如何有益于自我监测脉率的未来，加强患者的自我效能；⑤自我再评价：通过自我评价，患者过去在工作、家庭等方面付出的努力，引导患者思考为什么在自我监测脉率这件事上不能如何导致你的价值观有冲突；当前评价：让患者倾听如何再评价，当其因不自我监测脉率不能早期识别心衰恶化而再住院时的感受	**判断依据：**准备在未来30天内采取行动，并且已经采取了一些准备步骤做到自我监测脉率。 **应对措施：**①自我解放：自我解放是自主决定与认同信念，如通过激励签署自我管理目标协议书，并向身边的家人好友承诺自己自我监测脉率的决心，得到他们的支持；②增强承诺：让患者感到自己自我监测脉率的社会解放，利用政策、法律、法规等让患者意识到自我监测脉率的重要性，如告知患者国务院办公厅关于印发《中国防治慢性病中长期规划（2017—2025年）》的通知中指出倡导"每个人是自己健康的第一责任人"理念，促进群众形成健康的行为方式	**判断依据：**自我监测脉率的行为但少于6个月。 **应对措施：**①患者能用自己健康的话说出自我监测脉率对自己健康的意义（知识自我技能）；③患者能记录"自我管理日志本"；④帮助患者发现在如何自我将自我测量脉率时则帮助患者得到自我监测脉率上；④帮助患者能自己回答，提供相应的支持和资源，询问患者还存在哪些困难阻碍得自我监测脉率，根据患者的困难决决些能力。护士则根据患者年龄大了，监测一分钟脉率则记录15秒的脉数，然后乘以4，即为1 min的脉率；②反馈建议一些可替代的情形并建议，无法自乘以4，即为1 min的脉率；⑦刺激控制：控制可导某些行为进行认知改变，如监测血压相同行为的刺激源，例如冶早起睡前定一个监测血压和脉率同伸，以避免忘记记监测血压和脉率	**判断依据：**自我监测脉率的行为已经发生并超过6个月。 **应对措施：**①护士应继续提供鼓励，帮助患者克服可能导致患者复发的障碍，引导他回顾他以往时常的愿景、生活愿景、目标和激励措施；②根据患者的自我管理目标优先顺序，帮助患者设定新的自我管理目标

（续表）

目标条目	目标阶段变化情况及赋值				
	前意向阶段 1	意向阶段 2	准备阶段 3	行动阶段 4	保持阶段 5
疾病医学症状管理 **14.** 自我监测咳嗽、咳痰（如颜色、性状、气味等）	**判断依据：** 在未来 6 个月内没有自我监测咳嗽、咳痰的打算。 **应对措施：** ①对患者当前的抱以共情和接受的态度；②使用反映性倾听，表示理解和尊重患者的感受；③确认患者没有准备改变这一事实，并且不要试图让他改变，否则可能会引起患者的抗拒心理；④致力于帮助患者了解哪些障碍以及如何克服的借口；让患者说出自己对当前不自我监测咳嗽、咳痰的想法，以及过去是否有过自我监测咳嗽、咳痰的经历等；⑤支持学习意识唤起：发现并引导患者支持自我监测咳嗽、咳痰行为的消极观念，如引导患者回忆上一次因心衰发作入院的体验，刺激对消极咳痰的体验，激励患者朝健康的方向努力	**判断依据：** 准备在未来 6 个月采取行动，做到自我监测咳嗽、咳痰。 **应对措施：** ①开始鼓励患者评估自我监测咳嗽、咳痰的利弊，以便帮助他理解自我监测咳嗽、咳痰的态度；②开始对针对地对患者进行症状有关自我监测咳嗽、咳痰的健康教育；③帮助患者了解哪些障碍以及如何发现差异；④发现问题，提出问题，如通过讲案例，帮助患者树立积极的体验，帮助患者了解真正的咳痰愿景，并指导目前没有自我监测咳嗽、咳痰以及目前行为与良好愿景的差异；⑤自我再评价：通过肯定患者过去在工作、家庭等方面付出的努力，鼓励患者自会成为，引导患者思考"为什么你是这样的人"，将这种价值观念环境再评价，让患者对自我监测咳嗽、咳痰导致不能早期住院时的感受	**判断依据：** 准备在未来 30 天内采取行动，并且已经采取了一些准备步骤做到自我监测咳嗽、咳痰。 **应对措施：** ①自我解放：增加患者对于自我监测咳嗽、咳痰行为认同信念，如自主决定签署承诺书，通过协议等方式强化自我监测咳嗽、咳痰的决心；家人好友等，让得到他们的支持放大，目标承诺；②社会解放：利用政策、法律、法规等，让患者意识到的重要性；如告知患者国务院办公厅关于印发《中国防治慢性病中长期规划（2017—2025年）》的通知中指出倡导第一"每个人是自己健康第一责任人"的理念，促进群众形成健康的行为方式	**判断依据：** 自我监测咳嗽、咳痰的行为已经发生但少于 6 个月。 **应对措施：** ①患者能用自己的话说出自我监测咳嗽、咳痰对自己健康的意义（知识目标）；②患者能向护士展示怎样自我监测咳嗽、咳痰（技能目标）"自我管理日志本"上；③帮助患者重点观察记录于目标，询问患者者还存在哪些困难、颜色性状？根据患者的回答，提供相应的支持和资源，应对什么时候，颜色和痰与可能的病症之间不同性状，善用关怀的关系；④帮助关系：也可以让患者会到护人员的社会支持，寻求并运用对自我监测咳嗽、咳痰改变的社会支持，如亲友等的关怀；⑤反强化：也称为刺激代，如通过刺激管理情形并建议一些可帮持患者对不健康行为，例如强化手段控制和维持患者进行自我监测咳嗽、咳痰行为，如改变的认知改变；⑥强化管理：通过强化相同行为的刺激源，例如每日早起和睡前定一个监测血压的闹钟，以避免忘记监测血压；⑦激励激励，控制引发自我监测咳嗽、咳痰的刺激源过程	**判断依据：** 自我监测咳嗽、咳痰的行为已经超过 6 个月。 **应对措施：** ①护士应继续提供鼓励，帮助患者充服可能导致复发的障碍，引导患者回到他当初的优势，经常激励和激励患者设定新的自我管理目标；②根据患者设定的目标和激励措施，帮助他维持良好的自我管理，帮助患者设定新的自我管理目标

(续表)

目标条目	目标阶段变化情况及赋值				
	前意向阶段 1	意向阶段 2	准备阶段 3	行动阶段 4	保持阶段 5
15. 清楚描述心衰基本症状和体征的基本症状(如胸闷、气短、水肿、体重增加、食欲下降、疲乏、夜间阵发性呼吸困难及端坐呼吸等) 疾病医学管理 症状管理	判断依据:在未来 6 个月内没有清楚描述心衰的基本症状和体征的打算。 应对措施:①对患者当前的行为以共情和接受的态度;②使用反映性倾听,表示理解患者的感受;③确认患者没有准备改变这一事实,并且不要试图让患者改变,否则可能会引起患者的抗拒心理;④致力于理解患者,提出问题,让患者真正认识到自己对当前不清楚描述心衰的基本症状和体征的经历以及过去的基本症状体验,以及这是患者有益于学习重要的基本症状和体征的经历;⑤意识唤醒起:发现并学习与清楚描述心衰行为改变有关的新的事实、观念和希望;⑥生动解脱:体验不清楚描述心衰的情感(恐惧、焦虑、苦闷),如引导患者回忆的场景;当患者发作入院的场景,测通过对清楚朝解脱这种情感的努力激励患者朝解脱这种情感的方向努力	判断依据:准备在未来 6 个月采取行动,做到清楚描述心衰的基本症状和体征。 应对措施:①开始鼓励患者评估清楚描述心衰的基本症状和体征对他人情和睦,以便帮助他理解清楚描述心衰的基本症状和体征的好处;③帮助有针对性地对患者进行有效自我管理目的的健康教育;④帮助患者识别出当前不清楚描述心衰的基本症状和体征会引起哪些障碍以及障碍真正可以克服的借口;④发现差异:清楚描述心衰的基本症状和体征将如何发现目前行为与良好愿景、以及目前清楚描述心衰体验的差异,以发现自我的基本症状和体征的差异,帮助树立改变的信心,并将其过去在工作、家庭等方面付出的努力,将这种努力,引导患者去做,引导患者成为一个人;⑤自我再评价:通过评价清楚描述心衰行为会给自我带来益处,鼓励患者应用在价值观中指出这是如何与你这个人的价值有冲突,当前清楚描述心衰的基本症状和体征会成为一个什么样子;⑥环境再评价:让患者清楚描述心衰不能早住院的基本症状和体征导致心衰恶化而再住院时的认识及其不清楚描述和体征致心衰恶化而再住院时的感受	判断依据:准备在未来 30 天内采取行动,并且已经采取了一些准备步骤做到清楚描述心衰的基本症状和体征。 应对措施:①自我解放:增加患者对于清楚描述心衰的基本症状和体征的自主决策与认同信念,如通过签署自我管理目标协议书,并向身边的家人好友承诺自己清楚描述心衰的基本症状和体征的决心,得到他们的支持、增强目标承诺;②社会解放:利用政策、法律、规范等,让患者意识到清楚描述心衰的基本症状和体征的重要性,如告知患者《中国防治慢性病中长期规划(2017—2025年)》的通知中指出倡导"每个人是自己健康第一责任人"的理念,促进群众形成健康的行为方式	判断依据:清楚描述心衰已经发生的行为但已经发生的行为。 应对措施:①患者能用自己的话说出清楚描述心衰的基本症状和体征的意义(知识目标);②患者能向护士列举如何清楚描述心衰的基本症状和体征(技能目标);③患者记录于"自我管理日志本"上;④帮助患者描述心衰出现的症状和体征还存在目标实现的障碍,寻求并运用对清楚描述心衰的基本症状和体征相应的关怀、社会支持,如亲友等;⑤反条件化:用可替代健康行为或也称为积极奖励替代,认识替代不健康行为,可以让患者说出的情形能清楚描述心衰的基本症状和体征的行为;⑥强化管理:通过强化一些可替代控制和清楚描述心衰的基本症状和体征的健康行为的奖励并建议使用"电子血压计"激励患者进行行为改变的过程	判断依据:清楚的基本症状和体征行为发生超过 6 个月。 应对措施:护士应继续提供鼓励,帮助患者克服可能致使他恢复的障碍,引导他回顾他的优势、生活愿景,时常回顾以往患者的自我管理过程,根据患者的目标优先顺序,帮助患者设定新的自我管理目标

（续表）

目标阶段变化情况及赋值

目标条目	前意向阶段 1	意向阶段 2	准备阶段 3	行动阶段 4	保持阶段 5
16. 知晓心衰加重的临床表现，如疲乏加重、运动耐力降低、静息心率增加≥15～20次/分、活动后气急加重、水肿（尤其下肢）再出现或加重、体重增加等	**判断依据：**在未来6个月内没有知晓心衰加重的临床表现的打算。 **应对措施：**①对患者当前的行为反映性接受的态度；②使用共情和反映性倾听，表示理解和尊重患者的感受；③确认患者没有要尝试改变他这一事实，并且不要让患者起负的抗拒心理；④致力于理解患者的借口，提出问题，让患者说出目前不知晓心衰加重的临床表现看法，以及对患者是否有改变心衰加重的临床表现经历等；⑤意识唤起：让患者了解真实、观念不知晓而导致看重的临床表现真实案例讲解；⑥生动解脱：体验发作人院因心衰而致急病恐惧、焦虑上火懊悔，如引导患者回忆上次因心衰发作人院的场面，通过对消极念观的体验、刺激患者朝缓解情感脱这种情感的方向努力	**判断依据：**准备在未来6个月采取行动，做到知晓心衰加重的临床表现。 **应对措施：**①开始鼓励患者评估知晓心衰加重的临床表现的好处；②开始有针对性地对健康行为进行自我管理的健康教育；③帮助患者识别真正克服的障碍得以及哪些障碍得是可以克服的借口；④发现差异：当引导患者说出去知晓心衰加重的临床表现行为与良好愿景的差异，以发现自己目前行为与良好愿景的差异及目前表现如何有益自我效能；⑤自我再评价：通过肯定患者过去在工作、家庭等方面付出的努力，鼓励患者评价自我，引导患者思考，当你知晓心衰加重的临床表现后会有什么样的努力是如何与你个人信念相面，引导患者应用于个人价值观方面再评价：当前的价值观是如何属对于其因不知晓心衰加重的临床表现的情感恶化而导致早期识别急症不能早在院时的感受	**判断依据：**准备在未来30天内采取行动，并且已经做出了一些准备心衰加重的临床表现。 **应对措施：**①自我解放：增加患者对于知晓心衰加重的临床表现的自主行为的决心与承诺，并通过签自我管理目标激励书，得到患者身边的家人好友承诺到知晓心衰加重的临床表现的重要性；②强化管理：利用政策规法、法规、让患者意识到知晓心衰加重的临床表现重要性，如告知印发《中国防治慢性病中长期规划（2017—2025年）的通知中倡导第一责任人"每个人是自己健康第一责任人"的理念，促进群众形成健康的行为方式	**判断依据：**知晓心衰加重的临床表现，但行为已经发生改变但少于6个月。 **应对措施：**①患者能用自己的话说出知晓心衰加重的临床表现的意义（知识目标）；②患者能向护士列举心衰加重的临床表现（技能目标）；③患者能每天填写"上午及重要临床表现记录于自我管理日志"自我管理目标；根据临床表现就诊；询问患者还存在哪些困难阻碍知晓心衰加重的临床表现？根据实现？并运用知识对社会支持并、寻求和运用对知识社会支持求，亦为刺激社会支持行为；④提供相应的支持和资源，帮助患者改变；⑤反条件作用：也称为刺激替代，用亲友等对知晓心衰加重的临床表现行为为刺激；通过让患者申说出一些有力的健康建议一些可替代的情形如建议当出现心衰加重的临床表现行为的认知改变，如通过奖励"电手段控制和维持情形改变，如通过奖励"电子血压计"激励患者对知晓心衰加重的临床表现进行行为改变的过程	**判断依据：**知晓心衰加重的临床表现的行为已经发生并超过6个月。 **应对措施：**①护士应继续提供鼓励，引导患者回顾患者致使疾病发生的障碍，帮助患者克服可能导致复发时常生活愿景，优势、生活愿景，目标和激励患者的优势，引导患者设定自我管理目标的先根据患者的自我管理目标，帮助患者设定序，帮助患者设定新的自我管理目标

疾病症状医学管理

（续表）

目标阶段变化情况及赋值

目标条目	前意向阶段 1	意向阶段 2	准备阶段 3	行动阶段 4	保持阶段 5
17.服用利尿剂期间，警惕低血压和心律失常症状的发生（如肌肉无力、行走站立不稳、便秘、腹胀、低血压、心悸等）；对于男性乳房增大以及电解质紊乱也需及时就诊和复查	判断依据：在未来6个月内没有在服用利尿剂期间，警惕低血压和心律失常的发生的打算。应对措施：①对患者的行为抱以理解和接受的态度；②使用反映性的倾听，表示理解和尊重患者的感受；③确认患者的抗拒心理，让他们了解这一事实，并且不要试图让他改变，否则可能会引起患者的抗拒心理；④致力于建立关系，退出当前在服用利尿剂期间，警惕低血压和心律失常的发生行为改变的讨论；⑤意识唤起：发现并学习支持在服用利尿剂期间，警惕低血压和心律失常的发生行为改变的事实、观念和技巧；⑥生动解脱：如回忆上次因心衰发作入院时的体验，刺激患者朝解脱情感的方向努力	判断依据：准备在未来6个月采取行动，做到在服用利尿剂期间，警惕低血压和心律失常的发生。应对措施：①开始鼓励患者评估在服用利尿剂期间，警惕低血压和心律失常的好处；②开始帮助他理解在服用利尿剂期间，警惕低血压和心律失常的发生的障碍以及哪些症状值得患者真正引起重视；③帮助患者识别真正的借口；④发现差异：指导患者了解目前没有在服用利尿剂期间，警惕低血压和心律失常体验，以发现自己目前的与良好愿景的差异；⑤自我重新评价：通过家庭等方面付出的努力，将这种行为引导患者对个人健康方面的自我评价，引导患者对将来加强在服用利尿剂期间，警惕低血压和心律失常的发生如何有益效能考：当你在服用利尿剂期间，低血压和心律失常发生时的行为对于其他人是什么样子，当你付出这种努力也应该值得的；⑥环境再评价：让患者在服用利尿剂期间，低血压和心律失常的发生导致心衰恶化而再住院时的感受	判断依据：准备在未来30天内采取行动，并且已经采取了一些准备步骤做到在服用利尿剂期间，警惕低血压和心律失常的发生。应对措施：①自我解放：增加患者对于在服用利尿剂期间，警惕低血压和心律失常的发生的自主的自我管理信念，如通过签署自主决心书，并向他们身边的家人好友宣布承诺；②强化目标：警惕低血压和心律失常的社会支持，增强目标社会放，注重解放，加强政策、法规、立法等，让患者意识到在服用利尿剂期间，警惕低血压和心律失常的发生的重要性。如告知患者国务院办公厅关于印发《中国防治慢性病中长期规划（2017—2025年）》的通知中倡导"每个人是自己健康第一责任人"是自己健康的理念，进而推进群众形成健康的行为方式	判断依据：在服用利尿剂期间，警惕低血压和心律失常的发生的行为已经发生但少于6个月。应对措施：①患者能用自己的话说出在服用利尿剂期间，警惕低血压和心律失常发生的意义（知识目标）；②患者能向护士列举在服用利尿剂期间，低血压和心律失常发生时的症状和重点每天将记录于"自我管理日志本"上；③患者能向护士复述低血压和心律失常期间的社会支持；如亲友等的关怀；也称为用以替代、用可供选择的健康行为或活动激励。可以让患者说出不健康行为，用一些与健康相关的心理资源、提供相应的社会资源，寻求低血压和心律失常期间的健康措施；④帮助患者回顾，寻求戒烟障碍低血压和心律失常期间的实现；根据患者低血压和心律失常期间目标存在哪些困难，提供相应心理疏导、寻找友谊可替代物；⑤反复强化：用可供选择的行为或活动替代不健康行为；⑥强化管理：通过强化手段控制低血压和心律失常的发生并维持在服用利尿剂期间，警惕低血压和心律失常的发生行为，如通过奖励"电子血压计"激励患者进行行为改变的过程	判断依据：在服用利尿剂期间，警惕低血压和心律失常的发生行为已经超过6个月。应对措施：①护士应继续提供鼓励，帮助导致患者克服可能导致他原有的障碍，引导患者复发时常回顾目标，生活愿景、优势，帮助患者设定新的自我管理目标；②根据患者目标优先管理目标优先顺序，帮助的自我管理目标

（续表）

目标条目	目标阶段变化情况及赋值				
	前意向阶段 1	意向阶段 2	准备阶段 3	行动阶段 4	保持阶段 5
18. 预防感染（根据天气变化及时增添衣物，在公众场所佩戴口罩，接种流感疫苗和肺炎疫苗）	判断依据：在未来 6 个月内没有预防感染的打算。应对措施：①对患者当前的行为抱以共情和接受，以当前的行为反映性倾听，表示理解和尊重患者的态度；②使用反映性倾听，③确认患者没有准备改变这一事实，并且目不要尝试图让他改变，否则可能会引起患者的抗拒心理；④致力于理解患者，提出问题，让患者说出自己对当前不预防感染的看法，以及过去是否有过预防感染的经历；⑤意识唤起：发现并改变能支持预防感染行为的学习的事实、观念和希望；⑥通过临床真实案例唤醒患者预防感染的意识和希望。生动解释：体验不预防感染而导致的消极情感（恐惧、焦虑、苦恼），如引导患者回忆上次因心衰作人院的场景，通过对消极情感的体验，刺激患者努力解脱这种情感的方向努力	判断依据：准备在未来 6 个月采取行动，做到预防感染。应对措施：①开始鼓励患者评估他理解预防感染的利弊，以便帮助他进行对性地对患者进行预防自我管理的健康教育；③帮助患者识别真正的障碍以及障碍是可以克服的，借口：④发现差异：帮助患者树立积极的借口，了解过去预防感染的消极状态的看法，以及过去是否有过预防感染的消极体验，以发现并改变能支持预防感染行为目前的自我效能，未来；加强自我肯定⑤自我再评价：通过自我评价个人在健康方面的努力，将这种努力也应用于个人，当你预防感染会成为什么样子，当前的行为是如何与你的价值观有冲突的；⑥环境再评价：让患者倾听其家属对于其因不预防感染导致心衰恶化而再住院时的感受	判断依据：准备在未来 30 天内采取行动，并且已经采取了一些准备步骤做到预防感染。应对措施：①自我解放：增加患者对于预防感染行为的自主决定与认同信念，如通过签署自我管理目标书，并向身边好友承诺自己预防感染的决心，得到自己预防感染的社会支持；②社会解放：利用政策、法律法规，使患者意识到预防感染的重要性，如告知患者国务院办公厅关于印发《中国防治慢性病中长期规划（2017—2025年）的通知中倡导第一"每个人是自己健康第一责任人"的理念，促进群众形成健康的行为方式	判断依据：预防感染的行为已经发生但少于 6 个月。应对措施：①患者能对自己列举如何预防感染的意义（知识目标）；②患者能向护士列举如何预防感染采取的措施（技能目标）③患者能将自己自我管理日志本"记录于"自我管理日志本"④帮助患者充询问患者还存在哪些困难阻得预防感染目标的实现，如根据患者的回答，提供相应的支持和资源；善用对预防感染的社会支持，如亲友等运用对预防感染行为或认识不能预防感染的社会支持，也作为刺激替代，并运用对预防感染的心理技巧，寻求支持持和资源；善用关怀他人的回答，提供相应的支持和资源；⑤反复选择行的健康行为。可以让患者说出不能预防代的行为，一些可替代行的行为，⑥强化管理，如通过强化对的认知可替代行为；⑥强化管理，理。通过强化手段控制和维持持患者对预防感染行为的改变过程如通过奖励"电子血压计"激励患者进行行为改变的过程	判断依据：预防感染的行为已经发生并超过 6 个月。应对措施：①护士应继续提供鼓励，帮助患者充分发挥服可能导致复发的障碍，引导他回顾他的优势、生活愿景，目时常回顾患者的优势和激励措施；②根据患者目标优先顺序，帮助患者设定新的自我管理目标
诱因和急救医学管理　疾病管理					

（续表）

目标阶段变化情况及赋值

目标条目	前意向阶段 1	意向阶段 2	准备阶段 3	行动阶段 4	保持阶段 5
19. 预防贫血（进食富含蛋白质、维生素C和铁元素的食物）	**判断依据**：在未来6个月内没有预防贫血的打算。**应对措施**：①对患者接受的态度：当前患者的行为没有准备改变时，表示理解和尊重患者的感受；③确认患者没有准备改变这一事实，并且不要试图让患者改变，否则可能会引起患者的抗拒心理；④致力于理解患者，提出问题，引导患者说出自己对当前不预防贫血的看法，以及过去是否有过预防贫血的经历等；⑤意识唤起：发现并学习能支持预防贫血行为改变的事实、观念和真实案例，过去讨论临床变化的事例，如引导患者回忆上次因心衰发作入院的场景，通过刺激患者朝解脱这种情感的方向努力	**判断依据**：准备在未来6个月采取行动，做到预防贫血。**应对措施**：①开始鼓励患者评估预防贫血的利弊，以便帮助他理解预防贫血的好处；②开始有针对性地对患者进行预防贫血自我管理的健康教育；③帮助患者识别真正的障碍以及哪些障碍是可以克服的情况；④发现差异，如增加对自己预防贫血的积极体验，帮助患者树立正向的积极的看法，以发现自己目前的差异，以及良好愿望的体验；⑤自我再评价：通过自我再评价，加强患者的自我效能；⑥环境再评价：让患者观察如何有益于自我健康方面，将家庭等方面的个人健康方面应用到个人价值观念方面，当患者有预防贫血冲突的价值观时，让患者思考因不预防贫血导致家属对于其而再住院时的感受	**判断依据**：准备在未来30天内采取行动，并且已经采取了一些准备步骤做到预防贫血。**应对措施**：①自我解放：让患者对于预防贫血行为的自主决定与认同信念，如通过签署自我管理目标激励协议书，并向身边的家人好友承诺自己预防贫血的决心，得到他们的支持，增强自己改变的信心；②社会解放：利用政策、法律、法规等，让患者意识到预防贫血的重要性，如国务院办公厅关于印发《中国防治慢性病中长期规划（2017—2025年）的通知中倡导"每个人是自己健康第一责任人"的理念，促进群众形成健康的行为方式	**判断依据**：预防贫血的行为已经发生但少于6个月。**应对措施**：①患者能用自己的话说出预防贫血的意义（知识目标）；②患者能做到自己预防贫血（技能目标）；③患者能向护士列举如何预防贫血采取的措施（态度目标）；④帮助患者记录于"自我管理日志本"上：①帮助患者寻求社会支持，如运用对预防贫血行为改变或成认知改变的社会支持，寻求亲友等的关心；⑤反条件化：也称为刺激代替，如用可供选择的健康行为说出不能预防贫血的行为；⑥强化管理：通过强化手段控制并维持患者对预防贫血的认知改变，如通过奖励"电子血压计"激励患者进行行为改变的过程	**判断依据**：预防贫血的行为已经发生并且超过6个月。**应对措施**：①护士应继续提供鼓励，帮助患者克服可能导致复发的障碍，引导他回顾他的优势、生活愿景、目标和激励措施；②根据患者目标优先顺序，帮助患者设定新的自我管理目标

疾病医学管理　诱因和急救管理

（续表）

目标条目	目标阶段变化情况及赋值				
	前意向阶段 1	意向阶段 2	准备阶段 3	行动阶段 4	保持阶段 5
20. 正确操作起搏器植入后的自我保护和应急措施（诱因和疾病医学教育急诊管理）	**判断依据：**在未来6个月内没有正确操作起搏器植入后的自我保护和应急措施的打算。**应对措施：**①对患者接受的行为反映以反映性倾听，表示理解和尊重患者的态度；②使用接纳和尊重患者不要试图让他改变，③致力于让患者说出自己当前不学习正确自我保护和应急措施的看法，以及过去是否有过正确操作起搏器植入后的经历等；④意识唤起：发现并唤起患者想要进行正确自我保护和应急措施的消极和积极情绪体验，观念；⑤生动解脱：体验不正确自我保护和应急措施的意识和希望，如引导患者回忆上次因心衰发作而再次住院的场景，苦恼，如引导患者致力于改变的消极的情绪（恐惧，焦虑，苦恼），如引导患者回忆上次因心衰发作而再次住院的场景，通过刺激对积极情绪体验，刺激患者向好的方向努力	**判断依据：**准备在未来6个月内采取行动，做到正确操作起搏器植入后的自我保护和应急措施。**应对措施：**①开始鼓励做到自我保护起搏器植入后的自我管理的好处；②开始有针对性地对健康教育；③帮助患者识别妨碍可以克服的障碍以及哪些是真正的障碍口；④发现差异：指导患者了解过去正确操作起搏器植入后的自我保护的经历，帮助患者树立起想要的状态的清晰的情景，了解目前没有正确自我保护和应急措施后的自我效能，以及自我再评价当你正确自我保护和应急措施后的正确自我评价；⑤自我再评价：让患者正确自我保护行为方面的自我，将这种努力用于个人健康方面，引导患者思考当你正确自我保护和应急措施后会成为什么样子，你当前与你所向往的与应急措施后的值观有冲突的；⑥环境再评价：让家属对于其因不正确自我保护和应急措施导致心衰恶化而再住院时的感受	**判断依据：**准备在未来30天内采取行动，并且已经采取了一些准备步骤做到正确操作起搏器植入后的自我保护和应急措施。**应对措施：**①自我解放：增加患者对于正确操作起搏器植入后的自我保护和应急措施认知的决心，②增强自我管理的信心，如通过设署自我管理目标激励协助设置目标，并向身边的家人好友承诺自己正确操作起搏器植入后的自我保护和应急措施的实现？根据患者的自我保护意识到正确操作起搏器植入后的社会支持，法规等，利用相关政策，法律，如来友等，让患者意识到正确操作起搏器植入后的支持和资源，着用关关他人的心理支持，寻求并得到正确操作起搏器植入后的社会支持。如《中国防治慢性病中长期规划（2017—2025年）》《国务院办公厅关于印发的通知中提出倡导"每个人是自己健康第一责任人"的理念，促进群众的行为方式成健康的行为方向	**判断依据：**正确操作起搏器植入后的自我保护和应急措施的行为人后的自我保护和应急措施的行为已经发生但少于6个月。**应对措施：**①患者能用自己的自我保护和应急措施对自己健康的意义（知识目标）；②患者能向护士列举如何正确操作起搏器植入后的自我保护和应急措施（技能目标）；③患者自己正确操作起搏器植入后的自我管理的记录"自我记录于"自我管理日志本"上，必要时及时向就诊；④将自我保护和应急措施的自我目标阻碍正确操作起搏器植入后的自我保护和应急措施的实现。根据患者的自我保护和应急措施，提供相应的支持与帮助，寻求并利用对正确操作起搏器植入后的社会支持：如来友等激励患者进行健康行为，用可供选择的社会支持：也称为刺激物替代，让患者认识到不能正确操作起搏器植入后的自我保护和应急措施对正确操作起搏器植入后的自我保护和应急措施建议：通过强化手段控制和维持正确操作起搏器植入后的认知改变，如②强化管理：者对正确操作起搏器植入后的认知改变，如通过奖励"电子血压计"激励患者进行行为改变的过程	**判断依据：**正确操作起搏器植入后的自我保护和应急措施的行为已经超过6个月。**应对措施：**①护士应继续提供鼓励，帮助患者克服可能导致复发的障碍，引导患者回顾他的优势，生活愿景，目标和激励措施；②根据患者目标优先顺序，帮助患者设定新的自我管理目标

（续表）

目标阶段变化情况及赋值

目标条目	前意向阶段 1	意向阶段 2	准备阶段 3	行动阶段 4	保持阶段 5
21. 随身携带急救卡片和药物等	判断依据：在未来6个月内没有随身携带急救卡片和药物的打算。应对措施：①对患者当前的行为态度以共情和尊重的态度倾听，表示理解和尊重；②使患者对抱以反映性倾听，表示理解和尊重；③确认患者没有准备改变这一事实，并且不要试图让他改变；④致力于理解患者的抗拒心理，提出当前不随身携带急救卡片和药物的情口；⑤意识唤醒：让患者说出自己过去随身携带急救卡片和药物的经历等，如引导患者回忆上次因心衰再入院，通过心衰再回忆的场面、观念，讲解临床真实案例事实，引导发作人真实案例事实；⑥生动解脱：体验不随身携带急救卡片和药物而导致的消极的情感（恐惧、焦虑、苦恼），如引导患者回忆上次因心衰再入院，通过对消极情感的体验，刺激患者朝解脱这种情感的方向努力	判断依据：准备在未来6个月采取行动，做到随身携带急救卡片和药物。应对措施：①开始鼓励患者评估随身携带急救卡片和药物的好处；②开始对性地对当前进行自我管理的健康教育；③帮助患者针对地识别哪些障碍以克服的情口；④发现差异：指导患者了解随身携带急救卡片和药物树立他想要解决去随身携带急救卡片和药物的积极体验，帮助患者树立他的状态对随身携带急救卡片和药物的想要了解目前没有积极愿景，并指导患者了解目前没有随身携带急救卡片和药物的行为与良好愿景的差异，以发现自己目前的行为与良好愿景的差异，以及目前的行为有益于其他的未来，加强患者的自我效能；⑤自我再评价：通过自我再评价，家庭等方面付出的努力，鼓励患者评价自我，将这种努力也应用于个人健康方面，引导患者思考：当你随身携带急救卡片会成为什么样子，当前有冲患者思考：当你随身携带急救卡片和药物会成为你的行为是如何与你的价值观相背离的；⑥环境再评价：让患者倾听家属对于其因不随身携带急救卡片和药物导致心衰恶化而再住院时的感受	判断依据：准备在未来30天内采取行动，并且已经做到随身携带急救卡片和药物。应对措施：①自我解放：增加患者对于随身携带急救卡片和药物行为的自主决定与认同信念，如通过签署自我管理目标激励协议书，并向身边的家人好友支承自己已随身携带急救卡片和药物的决心，得到他们的支持和社会支持；②强化管理：利用政策、法律、法规等，让患者意识到随身携带急救卡片和药物的重要性，如告知患者《国务院办公厅关于印发〈中国防治慢性病中长期规划（2017—2025年）〉的通知》中指出倡导"每个人是自己健康第一责任人"的理念、促进健康、形成健康的行为方式	判断依据：随身携带急救卡片和药物的行为已经发生但少于6个月。应对措施：①寻求能用自己的话说出随身携带急救卡片和药物的意义（知识目标）；②患者能向护士说出随身携带急救卡片和药物的急救药物有哪些（技能目标）；③帮助患者回答在哪些目标的实现，引导患者用随身携带急救卡片和应的急救药物的社会支承，善用相应随身携带的社会支承，提供相应技巧，寻求并运用对随身携带急救卡片和药物行为改变的社会支持，如来友爱的关怀，可以让患者得到心理激励他人的关怀；④反向激励：也称为测激替代，用可替代不健康行为的行为、情形并建议一用可替代不能随身携带急救卡片和药物的认识行为；⑤强化管理：通过强化手段控制和维持患者对随身携带急救卡片和药物行为的认知改变，如通过奖励"电子血压计"激励患者进行行为改变的过程	判断依据：随身携带急救卡片和药物的行为已经发生并超过6个月。应对措施：①护士应继续提供鼓励，帮助患者充分克服可能导致复发的障碍，引导患者回顾他的优势、生活愿景，目势和激励措施；②根据患者的目标和激励目标，帮助患者设定新的自我管理目标优先顺序，帮助患者设定新的自我管理目标

诱因和急救医学管理

（续表）

目标阶段变化情况及赋值

目标条目	前意向阶段 1	意向阶段 2	准备阶段 3	行动阶段 4	保持阶段 5
22. 出现突发性呼吸困难时，家属应协助患者采取端坐位（直立坐位），并及时入院就诊 诱因和医学急救教育管理 疾病管理	判断依据：在未来6个月内没有协助患者采取被迫端坐位的打算。 应对措施：①对患者家属当前的行为抱以共情和接受的态度；②使用反映性倾听，表示理解和尊重患者家属没有准备改变这一事实，并且不要试图让患者家属改变心理，表示心理，抗拒心理，提出问题，让患者家属说出自己对不协助患者采取被迫端坐位的看法，以及过去是否有过协助患者采取被迫端坐位的经历等；⑤意识唤醒：发现并学习能支持协助患者采取被迫端坐位行为改变的观念和技巧，如通过讲解临床真实案例唤醒患者改变的意识和希望；⑥生动解脱：体验端坐位采取的情感的消极体验（恐惧、焦虑、苦恼），如引导患者家属回忆患者上次因心衰发作协助患者采取被迫端坐位时入院的场景，测激患者对消极情感朝向解脱这种情感的方向努力	判断依据：准备在未来6个月采取行动，做到协助患者采取被迫端坐位。 应对措施：①开始鼓励患者家属评估协助患者采取被迫端坐位的利弊，以便帮助他理解协助患者采取被迫端坐位的好处；②开始帮助患者家属有针对性地对患者进行诱因的健康教育；③帮助患者家属识别真正的借口以及障碍是可以克服的积极体验；④发现差异：指导患者家属了解过去理解患者家属树立正确的愿景，并指导患者采取被迫端坐位，帮助识别出自己目前没有正确协助患者采取被迫端坐位的消极体验，以发现自身行为的差异，以及目前行为有益于患者的未来；⑤自我效能：通过肯定患者自我方面付出的努力，将这种努力、鼓励等，患者家属应用干预措施方面，引导患者家属采取被迫端坐位；⑥环境再作用：当你协助患者采取端坐位会有什么作用，让患者家属倾听患者的感受；⑦自我再评价：让患者自己采取被迫端坐位，不协助患者采取被迫端坐位的感受	判断依据：准备在未来30天内采取行动，并且已经做到了一些准备做被迫端坐位。 应对措施：①自我解放：增加患者家属对于协助患者采取被迫端坐位认同信念，并通过目标激励自我管理目标激励患者家属采取被迫端坐位，如签署协议书，询问身边的家人好友等，并承诺自己协助患者采取被迫端坐位的决心，增强协助患者采取被迫端坐位的自主决定与管理；②社会解放：利用政策、法律、法规等，得到患者家属采取被迫端坐位采取端坐位的重要性	判断依据：协助患者采取被迫端坐位坐位的行为已经发生但少于6个月。 应对措施：①患者家属能用自己的话说出协助患者采取被迫端坐位的意义（知识目标）；②患者家属能协助患者采取端坐位（技能目标）；③帮助患者家属采取被迫端坐位还存在哪些困难阻碍协助患者采取被迫端坐位目标的实现？根据患者家属的回答，提供相应的支持和资源。善用对协助患者采取被迫端坐位有利的社会支持，寻求并运用对患者的心理技巧，用可供选择的健康行为或奖励替代，也称为刺激控制，用可以让患者家属说出不能协助患者采取被迫端坐位的情形并建议一些可替代行为并进行强化管理；④反映强化：通过强化患者家属采取被迫端坐位；⑤强化管理：维持患者家属对协助患者采取被迫端坐位采取的认知行为的改变，如通过奖励"电子血压计"激励患者家属进行为改变的过程	判断依据：协助患者采取被迫端坐位的行为已经超过6个月。 应对措施：护士应继续提供鼓励，帮助患者家属克服可能导致复发的障碍、生活愿景，他的优势，目标和激励措施

(续表)

目标条目	目标阶段变化情况及赋值				
	前意向阶段 1	意向阶段 2	准备阶段 3	行动阶段 4	保持阶段 5
23. 与照顾者一起参与心肺复苏训练	**判断依据：** 在未来6个月内没有与照顾者一起参与心肺复苏训练的打算。**应对措施：** ①对患者当前的行为表示同情和接纳（以共情和接纳的态度倾听，表示理解和尊重患者感受；②使用反映性倾听让患者会引起他改变这一事，否则可能会引起患者抗拒心理；让患者说出自己当前不与照顾者一起参与心肺复苏训练的看法，以及过去是否有过与照顾者一起参与心肺复苏训练的经历等；③意识唤醒：发现并改变目前支持患者学习复苏的经历，观念和真实案例唤醒临床真实案例唤醒患者的意识和希望，焦虑等），引导患者回忆上次因心衰发作入院的场面，通过对消极情感体验，刺激激患者朝解脱这种情感的方向努力	**判断依据：** 准备在未来6个月采取行动，做到与照顾者一起参与心肺复苏训练。**应对措施：** ①开始致动与照顾者一起参与心肺复苏训练。②帮助他理解对患者进行准备与照顾者一起参与心肺复苏训练的好处；③帮助教育有针对性地对患者进行健康教育，让患者真正识别那些障碍以及哪些差异是可以克服的借口；④发现真正识别患者目前的状态与理想状态的差异，指导患者了解目前良好愿景的差异，以发现与良好愿景的消极体验，帮助患者树立前行为目前行为与改变自己目前的行为；以患者过去工作，家庭患者评价目前的未来，加强患者自我效能；⑤自我再评价：通过肯定自我，将这种努力应用到生活，将患者回忆付出的努力，引导患者思考，当你与照顾者一起参与心肺复苏训练后会成为什么样子，当前的行为是如何与你的价值观有冲突的	**判断依据：** 准备在未来30天内采取行动，并且已经采取了一些准备做到与照顾者一起参与心肺复苏训练。**应对措施：** ①自我解放：增加患者对于与照顾者一起参与心肺复苏训练行为的自主改变与自我管理信念，如通过签署书面正式的承诺书，并向他人做出承诺，让患者承诺自己与照顾者一起参与心肺复苏训练的改变；②社会解放：利用政策、法律、法规等，得到他们的支持，如告知患者《中国防治慢性病中长期规划（2017—2025年）》的通知中指出倡导"每个人是自己健康第一责任人"的理念，促进群众形成健康的行为方式	**判断依据：** 训练的行为已经发生但少于6个月。**应对措施：** ①知识教育（知识目标）：②患者能用自己的话说出自己健康与照顾者一起参与心肺复苏训练对自己健康的意义（技能目标）：③患者能向护士展示心肺复苏训练行为的实现。根据患者的回答，提供相应的支持和资源，著者一起参与心肺复苏训练目标的实现，寻求对运用并获得实现与照顾者一起参与心肺复苏训练目标的社会支持，如亲友等的关怀；④反省自我：也可以让患者说出不能识别代替不健康的行为，用可供选择的健康行为来识别代替，如建议一些与照顾者一起参与心肺复苏训练的情形并建议替代；⑤强化管理：通过与照顾者一起参与心肺复苏训练，如改变、改变与照顾者对的认知改变，如改变强化手段控制和维持患者对的改变行为；⑤强化管理：著者对与照顾者一起参与心肺复苏训练进行行为改变奖励"电子血压计"激励患者进行行为改变的过程	**判断依据：** 与照顾者一起参与心肺复苏训练的行为已经发生并超过6个月。**应对措施：** ①护士应继续提供帮助向护士提供的帮助鼓励，帮助患者克服可能导致的障碍，引导患者致复发时常回顾他的优势，和激励措施；②帮助患者的自我管理目标优先顺序和帮助患者设定新的自我管理目标。根据患者优先顺序，帮助患者重新设定目标

诱因和急救医学管理　疾病管理

（续表）

目标条目	目标阶段变化情况及赋值				
	前意向阶段 1	意向阶段 2	准备阶段 3	行动阶段 4	保持阶段 5
24. 输液时，家属或患者主动告知医务人员心衰病史，以便患者接受准备方便医务人员更好地控制补液速度及补液量 （疾病医学管理·诱因和急救管理）	**判断依据：** 未来6个月内没有在输液时主动告知医务人员心衰病史的打算。 **应对措施：** ①对患者当前的行为抱以反映性倾听，表示理解和尊重患者的感受；②哄认患者没有准备改变这一事实，并且不要试图让患者的抗拒心理，提出问题，让患者说出自己当前在输液时不主动告知医务人员心衰病史的经历；⑤意识唤起：发现并学习能支持在输液时主动告知医务人员心衰病史的新案例；⑥意识唤醒患者改变的意识和希望：体验在输液时不主动告知医务人员心衰病史所致的消极的情绪的意识和担忧的情绪（恐惧、焦虑、担心等），引导患者回忆上次因心衰发作入院的场面，刺激患者对消极情感的体验，刺激患者彻底解脱这种情感的努力	**判断依据：** 准备在未来6个月采取行动，做到在输液时主动告知医务人员心衰病史。 **应对措施：** ①开始鼓励患者评估在输液时主动告知医务人员心衰病史的利弊，以便帮助他理解在输液时主动告知医务人员心衰病史的好处；②开始有针对性地对患者进行自我管理的健康教育；③帮助患者识别真正可以克服的障碍以及哪些障碍是可以克服的借口；④致力于理解患者了解过去患者在输液时主动告知医务人员心衰病史的状态的差异；⑤解现在状态的社会支持是否有过在输液时主动告知医务人员心衰病史的经历，以及现在的差异；发现并将现在患者自己目前行为与良好愿景的未来，以及目前的自我效能的自我再评价：通过肯定患者过去在工作、家庭等方面付出的努力，将这种努力应用于个人健康方面，引导患者思考当前的行为成为你的价值观有冲突的；⑥环境再评价：让患者倾听家属对于其因在输液时不主动告知医务人员心衰病史而导致患者病情恶化而再住院的感受	**判断依据：** 准备在未来30天内采取行动，并且已经采取了一些准备步骤做到在输液时主动告知医务人员心衰病史。 **应对措施：** ①自我解放：增加患者对于在输液时主动告知医务人员心衰病史行为的自主决定与认同信念，如通过签署自我管理目标承诺协议书，并向身边的人好友承诺自己在输液时主动告知医务人员心衰病史的决心、得到他们的支持；②社会解放：利用政策法律法规等，让患者意识到在输液时主动告知医务人员心衰病史的重要性，如告知患者政府国务院办公厅关于印发《中国防治慢性病中长期规划（2017—2025年）》的通知中指出倡导"每个人是自己健康第一责任人"的理念、促进群众形成健康的行为方式	**判断依据：** 在输液时主动告知医务人员心衰病史的行为已经发生但少于6个月。 **应对措施：** ①患者能用自己的话说出在输液时主动告知医务人员心衰病史的意义（知识目标）；②帮助患者在输液时主动告知医务人员心衰病史的实现（技能目标）；③帮助患者心衰病史的回答，提供相应的支持和资源。善用对在输液时主动告知医务人员心衰病史时医务人员的关怀；④反映性的健康行为，用可供选择一些可替代为或替代行为，如通过强化手段控制心衰病史的认知告知医务人员心衰病史的行为，和维持患者对在输液时告知行为认知的改变，如通过奖励"电子血压计"激励患者进行为改变的过程	**判断依据：** 在输液时主动告知医务人员心衰病史的行为已经超过6个月。 **应对措施：** ①护士应继续提供护士、帮助患者充鼓励，能导致患者复发的优势、生活愿景，目服的障碍，引导他回顾患者时常回顾自我管理目标和激励措施；②根据患者的自我管理目标优先顺序、帮助患者设定新的自我管理目标

（续表）

目标条目		目标阶段变化情况及赋值				
		前意向阶段 1	意向阶段 2	准备阶段 3	行动阶段 4	保持阶段 5
日常生活管理 饮食管理	25. 减少摄入盐的摄入或避免高钠食物的摄入	判断依据：在未来 6 个月内没有减少高盐高钠饮食的打算。应对措施：①对患者当前的行为抱以共情和接听，表示理解和尊重患者没有改变这一事实，否则可能会引起他改变心理，让患者说出自己对当前高盐高钠饮食是否有过低盐低钠饮食经历；发现患者习惯支持低盐低钠饮食行为改变的信念和观念，如回忆以及引导患者，提出问题；②意识唤起：通过讲解临床真实的案例和希望；③生动解脱：体验：发现过高盐高钠饮食导致的病情变化（血压升高、水肿加重、胸闷气喘等），如引导患者回忆上次因心衰发作入院的经历等，以及患者朝解脱这种情感的方向努力	判断依据：准备在未来 6 个月采取行动，做到低盐低钠饮食。应对措施：①开始鼓励患者评估低盐低钠饮食的利弊，以便帮助他理解低盐低钠饮食的好处；②开始对患者进行饮食自我管理的健康教育；③帮助患者识别真正的障碍以及发现患者的借口，可以克服过去低盐低钠饮食得到清晰的愿景，指导患者了解过去低盐低钠饮食的积极体验，以发现目前行为与良好愿景的差异，将目前低盐低钠饮食的行为应用于个人健康方面，引导患者思考：当前低盐低钠饮食的行为是如何与他的价值观有冲突的；⑤自我再评价：通过肯定患者过去在工作、家庭等方面付出的努力，鼓励患者正面自我，将这种努力也应用于自我健康方面，引导患者思考：每个人是自己健康第一责任人；⑥环境再评价：当患者想低盐饮食时思考低盐低钠的行为会成为什么样子，低盐低钠饮食的行为如何与其当前的行为有冲突的价值；让患者因高盐高钠饮食导致心衰恶化再住院时的感受	判断依据：准备在未来 30 天内采取行动，并且已经采取了一些准备步骤做到低盐低钠饮食。应对措施：①自我解放：增加患者对于低盐低钠饮食认同信念，如通过签署自我管理目标激励协议书，并向身边的家人好友承诺做到低盐低钠饮食的决心，得到他们的支持；②社会解放：利用政策、法律、法规等，让患者意识到低盐低钠饮食的重要性，如告知患者国务院办公厅关于印发《中国防治慢性病中长期规划（2017—2025 年）》的通知中倡导广泛宣传合理膳食等健康防治健康科普知识，规范慢性病防治健康科普管理，倡导"每个人是自己健康第一责任人"的理念，促进群众形成健康行为和生活方式	判断依据：低盐低钠饮食的行为已经发生但少于 6 个月。应对措施：①患者能用自己健康的意义（知识目标）；②借助"食品图片"，患者能准确识别出哪些食物是低盐低钠的（技能目标）；③患者能用自己的话说出低盐低钠饮食的行为还存在那些困难阻碍低盐低钠饮食目标的实现？根据患者的回答，提供相应的支持和资源，如患者的困难是做饭时，护士则可为患者提供"控盐勺"，或者指导患者会用一啤酒瓶盖（去除橡胶垫）= 6 g 食盐，既可解决患者的困难，也可让患者会做到低盐，护士并运用对低盐低钠饮食行为改变到的社会支持，如亲友等的关怀；⑤反条件化：善用相关低盐低钠认知替代不健康行为，可以让患者替代你的行为；⑥强化管理：通过强化手段控制和维持患者对低盐低钠饮食行为的认知改变，如通过奖励"控盐勺"激励患者进行行为改变的过程：①刺激控制：控制引发相同行为改变的刺激源，例如张贴低盐低钠饮食的图片（如新鲜蔬菜和水果、新鲜的肉、腌制和罐头食物等），以增加低盐低钠饮食的机会	判断依据：低盐低钠饮食的行为为已经发生并持续过 6 个月。应对措施：①护士应继续提供鼓励，帮助患者克服可能导致复发的障碍，引导患者时常回顾他的优势、生活愿景，目标和激励措施；②根据患者的自我管理目标优先顺序，帮助患者设定新的自我管理目标

目标条目	目标阶段变化情况及赋值				
	前意向阶段 1	意向阶段 2	准备阶段 3	行动阶段 4	保持阶段 5
26. 减少高脂、高胆固醇食物的摄入（如动物表皮、内脏等），增加优质蛋白质的摄入	**判断依据：** 在未来 6 个月内没有减少或避免高脂、高胆固醇食物的摄入打算。**应对措施：** ①对不情愿接受的患者使用反映性倾听，表示理解和尊重患者的态度；②致力于患者说出当前减少或避免高脂、高胆固醇食物的摄入的看法，以发现当前饮食行为致病的经历等；③意识唤起：发现并学习支持低盐脂低胆固醇饮食行为改变的事实、观念和科技巧，将过去讲解患者真实案例中改变的事实，将临床真实的希望和案例引导患者回忆上次因心衰发作入院而导致的病情的场景的体验、刺激，通过引导积极解情绪的体验、刺激患者朝解脱这种情感的方向努力	**判断依据：** 准备在未来 6 个月采取行动，做到减少或避免高脂、高胆固醇食物的摄入。**应对措施：** ①使用鼓励性语言，以便帮助他理解低胆固醇饮食的好处；②开始鼓励患者进行自我管理的健康教育；③帮助患者识别障碍是可以克服的障碍以及哪些障碍是真正的障碍；④发现差异：指导患者了解过去对他想要改变现状态的消极与良好体验在没有低胆固醇饮食的差异，以发现有益于他的未来；⑤自我再评价：通过自我肯定患者过去正在工作，家庭等方面对他个人健康方面引导患者思考；当你发现低胆固醇饮食会成为什么样子，指导患者与当前的饮食作评价；让患者倾听对于其因高脂高胆固醇饮食再住院时的感受	**判断依据：** 准备在未来 30 天内采取行动，并且已经做好一些准备步骤做到减少或避免高脂、高胆固醇食物的摄入。**应对措施：** ①自我解放：增加患者对于低脂低胆固醇饮食行为的自主决定与承诺的信念，通过签署自我管理目标协议书，并向身边的家人好友承诺低胆固醇饮食行为目标，得到他们的支持，增强自己信心；②社会解放：利用得到社会的支持、法律法规等，让患者意识到低脂低胆固醇饮食的重要性，如告知患者《中国防治慢性病中长期规划（2017—2025 年）》通知中倡导广泛宣传合理膳食等健康科学知识、规范慢性病防治，倡导"每个人是自己健康第一责任人"的理念，促进群众形成健康的行为和生活方式	**判断依据：** 减少或避免高脂高胆固醇食物的摄入行为已经发生于 6 个月。**应对措施：** ①患者能准确说出低脂低胆固醇饮食意义（知识目标）；②借助"食品图片"，让患者能用自己的话说出哪些是低脂食品图片，患者能够看着图片，根据患者的回答，提供相应的支持把握难度；③患者能够每天将饮食情况记录于"自我管理表本"上，可引导患者提供"控油壶"，也可让患者看着关怀他人的支持，善用关怀他人的量；④帮助关系：护士则可为患者做决定，既可心理管理支持，寻求并运用低脂饮食行为改变的社会支持，如亲友体会到强化技术为鼓励为认识到高胆固醇不健康行为，可以选择出高胆固醇不健康行为，如患者因为外出就餐时，低脂饮食改变一些可替代的行为建议；⑤反复选择，可以选择出高胆固醇不健康行为，护士则引导患者低脂低胆固醇饮食，护士自己指导患者点餐时自我管理，通过奖励激励管理，减少放油；⑥强化管理：也称为奖励为放油，例如③刺激控制：通过强化胆固醇饮食行为的方法和维持患者对饮食改变的过程；②刺激控制张贴低脂低胆固醇饮食的图片（如新鲜的蔬菜和水果的食物图片，而非加工、腌制罐头的食物等，使患者出人频繁地的认知改变，维持患者对食物的进行行为改变以降低低脂胆固制；⑥控制同行为相同行为的刺激源，如新鲜的肉，而非加工、腌点，如厨房、客厅等，以增加低脂醇饮食的机会	**判断依据：** 减少或避免高脂、高胆固醇食物的摄入行为已经发生并超过 6 个月。**应对措施：** ①护士应继续鼓励帮助患者克服，帮助患者克服，时常回顾他优势、生活愿景、目标和激励措施；②根据患者的自我管理目标优先顺序，帮助患者设定新的自我管理目标

（续表）

目标条目	目标阶段变化情况及赋值				
	前意向阶段 1	意向阶段 2	准备阶段 3	行动阶段 4	保持阶段 5
27. 避免餐饱餐（餐后无胀撑感）	判断依据：在未来6个月内没有避免饱餐的打算。应对措施：①对患者当前的行为避免饱餐的态度，表示理解和尊重患者的感受；②使用有针对性反映性倾听，表示理解和尊重患者的感受；③确认患者没有准备改变这一事实，并且不要试图让他改变，否则可能会引起他的抗拒心理；④致力于了解患者，提出当前不避免饱餐的看法，以及过去是否有过避免饱餐的经历等；⑤能支持学习、观念和技巧，如通过讲解临床真实案例唤醒患者改变的体验；⑥体验饱餐而导致的病情变化（诱发心肌梗死），如心绞痛，甚至心回忆上次因心衰引导患者努力也因不避免饱餐而致患者朝极端情感，刺激患者朝解脱这种情感的方向努力	判断依据：准备在未来6个月内采取行动，做到避免饱餐。应对措施：①开始鼓励患者评估避免饱餐的利弊，以便帮助他理解避免饱餐的好处；②开始有针对性地对患者进行饮食自我管理的健康教育；③帮助患者识别真正的障碍以及哪些障碍可以克服，让患者说出自己当前不避免饱餐的看法，以及过去的经历等；④发现差异，帮助患者了解立他想要的状态的清晰愿景，帮助在现在避免饱餐的与未来避免饱餐的决定；以发现愿景将来的差异，以及目前避免饱餐的未来；⑤自我再评价：通过肯定患者过去在工作、家庭等方面付出的努力，鼓励患者再评价自我，将这种努力也应用于个人健康方面，引导患者思考：当你避免饱餐会成为什么样子，当前的行为是如何与你价值观有冲突的；⑥环境再评价：让患者倾听家属对其因不避免饱餐而致心衰恶化再住院时的感受	判断依据：准备在未来30天内采取行动，并且已经采取了一些准备步骤做到避免饱餐。应对措施：①自我解放：增加患者对于避免饱餐行为的自主决定与认同信念，如通过签署自我管理目标激励协议书，并向身边的家人好友承诺目标执行心，得到他们的支持与帮助；②社会解放：利用政策、法律、法规等，让患者意识到避免饱餐的重要性，如告知患者《中国防治慢性病中长期规划（2017—2025年）》的通知中倡导广泛宣传合理膳食等健康知识、规范慢性病防治普及，倡导"我是自己健康第一责任人"的理念，促进群众形成健康的行为和生活方式	判断依据：避免饱餐的行为已经发生但少于6个月。应对措施：①患者能用自己的话说出自己避免饱餐的意义（知识目标）；②患者能根据自己的身高、体重、年龄和活动量计算出自己每天所需摄入的能量（技能目标）；③患者能每天将饮食情况记录于"自我管理日志本"上；④帮助患者回答，提供相应的支持和资源，根据患者的困难为看到心喜欢吃的食物有少时候很难控制食量，护士则可指导患者避免的困难；如患者的困难是避免困难，护士则可指导解决患者的困难：如少食多餐、细嚼慢咽，也可让患者体会的心理护理；⑤反条件化：也称为心理替代，如运用对避免饱餐行为的健康认识不健康行为，如运用对避免饱餐行为的关怀，患者说出不能避免饱餐的情形，面对家里很多事物，很难做到——避免饱餐，护士则可指导患者饭前喝汤、少量多餐、细嚼慢咽等；⑥强化管理：通过强化手段和维持患者对避免饱餐行为的认知和维持特患者对避免饱餐行为的认知与行为进行改变，如通过奖励患者对避免饱餐行为进行改变；⑦刺激控制：控制引发避免饱餐行为的标记于患者出人顺"电子体重计"激励患者进行改变的过程；⑦刺激控制：控制引发避免饱餐行为的标记于患者出人顺源，例如张贴同行为的标语于患者出人顺繁的地点，如厨房、餐厅、客厅等，以提醒避免饱餐	判断依据：避免饱餐的行为已经发生并超过6个月。应对措施：①护士应继续提供鼓励，帮助患者克服致复发的障碍，引导患者回顾他的优势、生活愿景，目时常回顾他的优势和激励措施；②根据患者的自我管理目标优先顺序，帮助患者设定新的自我管理目标

饮食管理

日常生活管理

（续表）

目标条目	目标阶段变化情况及赋值				
	前意向阶段 1	意向阶段 2	准备阶段 3	行动阶段 4	保持阶段 5
28. 关注食品标签（特别是钠、钾的含量） （饮食管理 日常生活）	**判断依据：** 在未来6个月内没有关注食品标签的打算。 **应对措施：** ①对患者的行为表示理解和接受；②使用反映性倾听，表示理解患者的感受；③确认患者没有准备改变这一事实，否则可能会引起患者的抗拒心理，致力于理解患者，提出问题，让患者说出自己对当前不关注食品标签的看法，以及过去的经历等；④意识唤起：指导患者学习关注食品标签的知识和技巧，如通过临床实案例演示，引起患者的重视；⑤生动解脱：当你关注食品标签后会成为什么样子，引导患者思考，再引导患者去想如何应用于个人健康方面的努力；⑥环境再评价：让患者倾听家属对于其恶化再住院时的感受，因不关注食品标签而导致病情恶化	**判断依据：** 准备在未来6个月采取行动，做到关注食品标签。 **应对措施：** ①开始鼓励患者关注食品标签的利弊，以便帮助他理解关注食品标签的好处；②开始有针对性地对患者进行饮食自我管理的健康教育；③帮助患者识别真正的障碍以及哪些障碍可以克服，让患者说出自己当前不关注食品标签的借口；④发现差异：指导患者了解过去关注食品标签的积极体验，以及目前状态的差异，帮助患者树立关注食品标签的意愿景，指导患者关注食品行为与目前好愿景，发现自己目前行为与有益于自我效能；⑤目标承诺：通过肯定患者自我，将这种努力应用于工作、家庭等方面的努力，鼓励患者做出行为益处的努力，再引导患者思考，当引导患者思考，当前的行为也许会成为成健康的价值观和健康生活方式	**判断依据：** 准备在未来30天内采取行动，并且已经采取了一些准备步骤做到关注食品标签。 **应对措施：** ①自我解放：增加患者对关注食品标签行为的自主决定与信念，如通过激励患者自我管理目标激励协议书，并向自身承诺；②社会解放：利用政策、法律、法规等，让患者意识到关注食品标签的重要性，如中国国务院办公厅关于印发《中国防治慢性病中长期规划（2017—2025年）》的通知中倡导"泛宣传合理膳食等健康科普知识，倡导"每个人是自己健康第一责任人"的理念，促进群众形成健康行为和生活方式	**判断依据：** 关注食品标签的行为发生但少于6个月。 **应对措施：** ①帮助患者对自己健康的意义（知识目标），患者能准确说出食品标签上的各数值的含义（技能目标）；③患者能做到每天将饮食情况记录于"自我管理日志本"上；②询问患者还存在哪些困难阻碍关注食品标签的实现？根据患者的回答，提供相应的支持和资源，如患者目标很难复杂，护士则可为患者提供"各类食品标签"，让患者看懂；护士则可让患者会理解与自身健康有关的内容，如钠、钾可让患者代谢的困难，也可让患者善用关注食品标签的行为改变为或解他解友等，善用关注他人的心理关怀；到医护人员的社会支持，寻求社会友善友持支持，如来友等的关注；⑤反条件化：也称为刺激替代，用可供选择的健康行为，很难认识为不健康行为，可以让患者说出一些可替代的认知注意替代的情形并建议做到一一关注食品标签，护士则可指导患者和家属共同面对家里很多事物，做到和家属共同面对家里很多事物，控制一一关注食品标签，护士则可指导患者进行行为改变；⑥强化管理：通过强化关注食品标签，通过奖励激励患者代为改变，如通过奖励"控盐勺"激励患者改变，如通过奖励"控盐勺"的理念改变的刺激源，例如张贴含钠的饮食的刺激源，例如张贴含钠食物的行为改变，②刺激控制：控制引发相关食品标签，如厨房、客厅等以于患者出入频繁多关注食品标签提醒患者多关注食品标签	**判断依据：** 关注食品标签的行为已经发生并持续超过6个月。 **应对措施：** ①护士应继续提供鼓励，帮助患者兑现可能导致复发患者的障碍，引导他回顾患者的优时常生活障碍，引导他回顾患者的优势、生活背景，目标和激励措施；②根据患者的自我管理目标优先顺序，帮助患者设定新的自我管理目标

（续表）

目标条目	目标阶段变化情况及赋值				
	前意向阶段 1	意向阶段 2	准备阶段 3	行动阶段 4	保持阶段 5
29. 减少外出就餐次数，知晓外出就餐时如何选择健康饮食	**判断依据**：在未来 6 个月内没有减少外出就餐次数，知晓外出就餐时如何选择健康饮食的打算。**应对措施**：①对患者当前的行为抱以共情和接受的态度；②使用反映性倾听，表示理解和尊重患者没有准备改变这一事实，并且不要试图让他改变，否则可能会引起患者的抗拒心理；④致力于减少患者说出自己当前不减少外出就餐次数，不知晓外出就餐时如何选择健康饮食过度少外出就餐次数，知晓外出就餐时如何选择健康饮食的看法，以及过去是否有改变少外出就餐次数，知晓外出就餐时如何选择健康饮食行为的经历；⑤意识唤起：发现并学习患者习以为常的消极因化（如高水肿和加重、胸闷和高血压，甚至心肌梗死），如引导患者忆起以往饮食不健康导致心衰发作时的场面，通过对消极体验的现场，刺激患者朝着脱离这种情感的方向努力	**判断依据**：准备在未来 6 个月采取行动，做到减少外出就餐次数，知晓外出就餐时如何选择健康饮食。**应对措施**：①开始减少外出就餐次数，知晓外出就餐时如何选择健康饮食评估患者如何抱以共情和尊重患者起的行为，提出自我问题；④致力于让患者识别真正的障碍口；②帮助患者识别真正的障碍，指导患者了解现在没有减少外出就餐次数，不知晓外出就餐时如何选择健康饮食的积极体验，帮助患者树立是否有减少外出就餐次数，知晓外出就餐时如何选择健康饮食愿景，指导患者了解现在没有减少外出就餐次数，不知晓外出就餐时如何选择健康饮食将会有益于他的未来，将这种行为与良好愿景的差异，将认识到减少外出就餐次数，知晓外出就餐时如何选择健康饮食将会成为自我效能；⑤自我再评价：体验对于未来的未来，家庭等方面的自我效能；⑥自我再评价：让患者通过肯定是在过去工作，鼓励患者评价自己当前的个人价值观，引导患者思考：当你减少外出就餐次数，知晓外出就餐时如何选择健康饮食会对你有怎样的价值；⑥环境再评价：倾听家属对于其因减少外出就餐次数，不知晓健康饮食导致心衰恶化再住院时的感受	**判断依据**：准备在未来 30 天内采取行动，并且已经采取了一些准备少外出就餐次数，知晓外出就餐时如何选择健康饮食。**应对措施**：①自我解放：增加患者对于减少外出就餐次数，知晓外出就餐时如何选择健康饮食的自主性与自我管理信念，如通过签署自我管理目标激励协议口，并且减少外出就餐次数，知晓外出就餐时如何选择健康饮食的决心，增强患者对他们自己的支持；②社会解放：利用到社会承诺，法律、法规等政策，为减少外出就餐次数，知晓外出就餐时如何选择健康饮食提供外部支持性，如告知患者国家印发《中国防治慢性病中长期规划（2017—2025 年）》的通知中倡导广泛宣传健康知识，规范慢性病防治健康科普管理，倡导"每个人是自己健康第一责任人"的理念，促进群众形成健康生活方式和行为和生活方式	**判断依据**：减少外出就餐次数，知晓外出就餐时如何选择健康饮食的行为已经发生但未满 6 个月。**应对措施**：①患者能用自己的话说出减少外出就餐次数，知晓外出就餐时如何选择健康饮食的意义（知识目标）；②患者的饮食对身心健康的意义（技能目标）；③患者能列举出每天将外出就餐时减少外出就餐次数，知晓外出就餐时如何选择健康饮食应对哪几方面（自我管理目标日志本上；①帮助对减少外出就餐时如何选择健康饮食还存在哪些困难阻碍减少外出就餐次数，知晓外出就餐时如何选择健康饮食的社会支持，如亲友等的关怀，用可供选择的健康行为，也称为刺激替代，如采买食物替代，用可供选择的健康行为并提供代币，为减少外出就餐次数，知晓外出就餐时如何选择健康饮食的回报；②求助关系：寻求并维持患者对如何减少外出就餐次数，知晓外出就餐时如何选择健康饮食的关系，如亲友等的社会支持，如采买食物替代，用可供选择的健康行为代币，如告知患者可以办理关于深化中国防治的通过减少外出就餐次数，知晓外出就餐时如何改变一些不健康饮食替代，如张贴减少外出就餐时如何选择健康饮食行为的标语于患者本人频繁的理念，倡导"每个人是自己健康第一责任人"的理如厨房、餐厅/客厅等，以提醒减少外出就餐次数，知晓外出就餐时如何选择健康饮食	**判断依据**：减少外出就餐次数，知晓外出就餐时如何选择健康饮食的行为已经超过 6 个月。**应对措施**：①护士应继续提供鼓励，帮助患者克服可能导致复发的障碍，如饮食、生活情景，可回顾他的优势，帮助激励措施的自我管理目标的优势，根据患者已达成的自我管理目标优先顺序，帮助患者设定新的自我管理目标
		日常生活管理 饮食管理			

90

（续表）

目标条目	前意向阶段 1	意向阶段 2	准备阶段 3	行动阶段 4	保持阶段 5
日常生活饮食管理 30. 知晓均衡膳食相关知识（如各种营养成分的健康及摄入量及健康的烹饪方法）	**判断依据：**在未来6个月内没有知晓均衡膳食相关知识的打算。**应对措施：**①对患者当前的态度；②使用反映性倾听，表示理解和尊重患者的感受；③确认患者没有准备改变他想改变，并予以致力图让患者的抗拒心理，④致力于理解患者，提出问题，让患者说出自己对当前不知晓均衡膳食相关知识行为的看法，以及过去是否有过了解饮食均衡的经历等；⑤意识唤起，并学习相关知识和技巧，通过唤醒患者改变的意识和希望；⑥生动解脱：体验临床真实案例唤起患者的相关知识，加重病情变化（血压升高、水肿等），如引导患者回忆上次因心衰致病的场面，刺激患者朝解脱这种情感的方向努力	**判断依据：**准备在未来6个月内采取行动，做到知晓均衡膳食相关知识。**应对措施：**①开始鼓励患者评估知晓均衡膳食相关知识的利弊，以便帮助他真正了解知晓均衡膳食相关知识的好处；②开始帮助患者做好改变的准备，让患者进行针对性对饮食会引起患者进行自我管理识别真正的图让患者的抗拒心理，④发现差异，指导患者了解现在身边的家人好友的消极体验，以发现差异的行为与良好愿景的差异，发现目前知晓如何有益于他的未来，加识将如何有益于自我再强调患者的自我效能；⑤自我再评价：通过肯定患者过去在工作、家庭等方面付出的努力，激励患者评估自我，将这种努力也应用于个人健康方面，引导患者思考：当你知识已经合成为什么样子，当前的价值观不是如何与周围环境再评价，属对于其因不知晓均衡膳食相关知识行为导致脱任院时的感受	**判断依据：**准备在未来30天内采取行动，并且已经采取了一些准备步骤采取知晓均衡膳食相关知识。**应对措施：**①自我解放：增加患者对于知晓均衡膳食相关行为的自主性决定与自我管理的自主决定目标的实现，如能通过鼓励患者自主决定签署自我承诺书，并向身边的家人好友表露；②社会激励解放：利用政策法规、法律、法规等，让患者意识到知晓均衡膳食相关知识的重要性，如知晓我国务院办公厅关于印发《中国防治慢性病中长期规划（2017—2025年）的通知中倡导广泛宣传合理膳食等健康科普知识、规范慢性病防治、健康科普管理倡导"每个人是自己健康第一责任人"的理念，促进群众形成健康的行为和生活方式	**判断依据：**知晓均衡膳食相关行为已经发生但少于6个月。**应对措施：**①患者能用自己的话说出自己健康的意义（知识目标）；②借助"膳食金字塔"，患者能清楚地说出每天各种营养成分的健康膳食摄入量（技能目标）；③患者能每天写健康饮食情况记录于"自我管理日志"上；④帮助患者回答同患者还存在哪些困难使阻碍知晓均衡膳食行为成分的实现？根据患者的困难和资源，为患者提供相应的支持和资源，护士则要真正做到很难，指导患者每天烹任时运用知晓均衡膳食行为改变的社会支持，如亲友等关系。也称为为测激懂用关怀的人的心理支持，也怀着患者本会到护士的关心与支持并运用知晓均衡膳食行为相关知识。⑤反复培训时运用知晓膳食相关知识代替代替不健康行为，用可以让患者情形代替代替不健康行为，既可替代些时间了解相关的困难，用好技巧和控油等，指导患者每天烹任时量出来容易，如心衰低盐饮食没有胃口，护士则可指导患者将健康，转诊至营养师处，进行全面的营养评估。⑥定个性化的饮食方案；⑥强化管理：通过奖励相关行为时引发相关行为的认知改变，如改变患者出现的过程；②刺激控制：控制相关行为出现的过程源，如张贴膳食宝塔，以提醒多多关注均衡膳食的相关知识	**判断依据：**知晓均衡膳食相关行为已经发生并超过6个月。**应对措施：**①护士应继续提供帮助，帮助患者克服可能导致的障碍，时常回顾他当时的优势、生活愿景，目标和激励措施；②根据患者的自我管理情况，帮助患者设定优先顺序，帮助患者设定新的自我管理目标

（续表）

目标条目		目标阶段变化情况及赋值				
		前意向阶段 1	意向阶段 2	准备阶段 3	行动阶段 4	保持阶段 5
日常生活管理 / 饮食管理	31. 正确计划液体的摄入（病情平稳时，每天液体入量，包括食物含水和饮入量，控制在1 500～2 000 mL）	**判断依据：** 在未来6个月内没有正确计划液体的摄入的打算。 **应对措施：** ①对患者当前的摄入行为以共情和接受的态度，表示理解和尊重患者的感受；②使用反映性倾听以便帮助他理解接受当前的态度；③确认患者的摄入行为没有改变这一事实，并不勉强让其改变，否则可能会引起患者的抗拒心理；④致力于帮助患者提出问题，让患者说出自己对当前不正确计划液体的摄入行为的看法，以及过去有过了解不正确计划液体的摄入行为的清晰想象或发现差异；⑤意识唤起：发现并引导患者正确认识的场景、观念，通过支持正确改变的事实、观念、知识和科技，如通过讲解真实案例加深患者对当前不正确计划液体的摄入的相关知识的了解，而引导患者认识到上次因心衰发作入院的病情变化加重，胸闷气喘等；⑥生动解脱：体验再评价，如引导患者回忆上次因心衰发作导致的消极情感，通过消极情感的体验，激起患者朝向解脱这种情感的方向努力	**判断依据：** 准备在未来6个月采取行动，做到正确计划液体的摄入。 **应对措施：** ①开始鼓励患者评估正确计划液体的摄入的利弊，以便帮助他合理解开始针对性地对患者进行改变；②确认患者没有准备要试着改变这一事实，并不勉强要让患者开始针对自我管理重要性尝试改变患者的意愿；③利用自我再评价，帮助患者识别真正的障碍，以及哪些障碍是可以克服的，以发现自己目前行为与良好愿景的差异，加强患者对他人有益处的摄入行为，自我再评价：通过自我评价，让患者从过去在工作、家庭等方面评估自我，促进这种努力也加深自我认识；④情感唤起：发现并引导患者正确认识的场景，让患者思考正确计划液体的摄入后会成什么样子，当前的行为与目标是如何冲突的；⑥环境再评价：让患者正确认识到不正确计划液体的摄入属对其因心衰恶化再住院的摄入导致解脱这种情感的感受	**判断依据：** 准备在未来30天内采取一些准备并且已经采取做到正确计划液体的摄入。 **应对措施：** ①自我解放：增加患者对于正确计划液体的摄入行为认同信息，如通过签定自我管理协议书，提供相应的目标激励措施，如哪些目标激励为说出真正身心身真正做到的借心；②社会解放：利用政策、法律、法规等。让患者意识到正确计划液体的摄入的社会支持性，如告知患者国务院办公厅关于印发《中国防治慢性病中长期规划（2017—2025年）的通知》中提倡广泛宣传合理膳食等健康科普知识，倡导"每个人是自己健康第一责任人"的理念，促进患者形成健康的行为和生活方式	**判断依据：** 正确计划液体的摄入已经发生但少于6个月。 **应对措施：** ①患者能用自己的话说出正确计划液体的摄入的意义（知识出每天各种营养成分说出正确计划液体的摄入量（技能准确记录于"自我管理日志本"上；②借助"膳食金字塔"，患者能准确说出每天各种健康饮食的摄入量；③帮助关系：询问患者正确计划液体的摄入的回答，提供相应的目标的实现？根据患者的健康摄入量，但是要真正还存在哪些困难阻碍正确计划液体的摄入的困难，也可让患者真正支持和资源，护士则可为患者每天天宏任时好控制油盐营养成功的困难，护士、指导患者做到的借心，善用关系他人的支持。善用正确计划液体的摄入心理技巧，寻求他的社会支持，如亲友等的关心；入行为改变的社会支持，用可供选择的⑤反条件化：也称为刺激替代，用可替代不健康行为的健康行为或认识来刺激形成认识一些可行的行为，并建议让患者说出一些不正确计划液体的摄入的健康行为，如心衰低盐饮食没有胃口，护士则可指导使用替代料制作低盐美食，有助于习如何使用替代料制作低盐美食，如张贴膳食宝塔，一家人的健康，必要时可转诊至营养师处；⑥强化管理：通过食养评估后制定个性化的饮食方案；⑦强化奖励手段控制摄入不健康的饮食，如通过奖励"控盐勺""控油壶"激励患者改变，如通过奖励"控盐勺""控油壶"激励患者改变；⑦刺激控制：控制环境中的刺激源，例如张贴膳食宝塔，如厨房、客厅等，以引发相同行为的刺激的地点，如厨房、客厅等，以于患者说出因素多关注均衡膳食的相关知识，提醒多关注均衡膳食的相关知识	**判断依据：** 关注食品标签上的行为，品已经发生并超过6个月。 **应对措施：** ①护士应继续提供服用，帮助患者克服致复发的障碍，引导患者优势、生活愿景，目标和激励措施；②根据患者的自我管理目标优先顺序，帮助回顾他制定新的自我管理目标

（续表）

目标条目	目标阶段变化情况及赋值				
	前意向阶段 1	意向阶段 2	准备阶段 3	行动阶段 4	保持阶段 5
32. 卧床休息时，可做被动运动，每日至少一次，每次 5~10 min，以预防深静脉血栓形成 运动和休息、日常生活管理	**判断依据**：在未来 6 个月内没有做被动运动的打算。 **应对措施**：①对患者和接受当前的行为持以共情和理解；②使用反映性倾听，表示理解和尊重患者的感受；③确认患者没有准备改变这一事实，并且不要试图让他改变；④致力于理解问题，提出当前对被动运动行为是否有过抗拒心理，提出所学习能支持做被动运动行为改变的事实，以及过去的经历等；⑤意识唤起：发现并学习能支持做被动运动行为改变的事实，观察真实案例和希望；体验解脱：体验真正的不舒适（如下肢肿胀、疼痛）	**判断依据**：准备在未来 6 个月开始行动，做被动运动。 **应对措施**：①开始做被动运动的好处；②开始有针对性对患者进行健康教育；③帮助患者识别哪些障碍以及哪些障碍是可以克服的，指导患者树立正确的积极想要，帮助患者清晰愿景，指导患者说出当前状态的清醒愿景，以良好愿景的支持为与做被动运动将有益于他的未来，以发现的差异，以前做被动运动如何有益于自我能；⑤自我再评价：通过肯定积极等方面自我评价应用于个人健康方面，引导患者出思考：当做被动运动会成为什么样子，你的价值观有冲突吗？再评价：让患者倾听致力于其间不做被动运动导致下肢肿胀、疼痛时的感受	**判断依据**：准备在未来 30 天内采取行动，并且已经采取了一些准备步骤做被动运动。 **应对措施**：①自我解放：增加患者对于被动运动行为的自主决策与认同信念，通过签署自我管理激励协议书，并引导自己做被动运动的承诺，如亲人好友承诺，得到他们的支持；②社会解放：利用政策、法律、法规等，让患者意识到被动运动的重要性，如告知国务院办公厅关于印发《中国防治慢性病中长期规划（2017—2025年）》的通知中提出适当运动被患者广泛宣传适宜的慢性病者的健康科普知识，规范慢性病防治健康科普运动管理	**判断依据**：被动运动的行为已经发生但少于 6 个月。 **应对措施**：①患者能向医护人员说出被动运动对自己健康的意义（知识目标）；②患者能每天将做被动运动情况记录于"自我管理日志本"上；③患者能在卧床示范时可做的被动运动日志？④帮助患者查询问患者还存在在哪些困难阻碍被动运动目标的实现，护士可指导患者做足踝部的屈伸、内、两外翻及"环转"运动，如亲友等的关心支持，善用关系运用社会支持关系；⑤反条件化：让患者说出不能做被动运动的困难，一些可替代的行为，如患者代为患者提供身边不在身边而不能做被动运动的踩车运动，既可缓解患者双下肢进行被动的踩车运动的困难，也可以让患者身边代护人员的支持；⑥强化管理：通过强化被动运动行为的认知改变，如通过奖励"电动踏车运动"，带动患者进行被动行为改变的过程；⑦刺激控制：控制和激励患者每日做被动运动，例如每天上午和下午各播放一次被动运动音乐，提醒患者做每日两次被动运动	**判断依据**：被动运动的行为已经发生并超过 6 个月。 **应对措施**：①护士应继续鼓励患者克服可能导致患者复发的障碍，帮助患者回顾他的优势、生活愿景，目标和激励措施；②根据患者的自我管理目标，帮助患者设定新的自我管理目标

（续表）

目标条目	前意向阶段 1	意向阶段 2	准备阶段 3	行动阶段 4	保持阶段 5
33. 临床情况改善，如慢性心力衰竭症状引起在不引起后在不引起不舒适情况下，执行体力活动以防止肌肉萎缩和性衰竭（可用专业人员指导下进行运动和休息管理，如慢步走、游泳、骑自行车、静态力量训练、负重运动等）运动和日常生活管理	判断依据：在未来6个月内没有运动训练的打算。应对措施：①对患者当前的行为以共情和接受的态度，当患者有抗拒心理时，使用反映倾听，表示理解和尊重患者的感受；②确认识别患者没有准备改变这一事实，并且不要试图让他改变，否则可能会引起患者的抗拒心理；③致力于理解患者，提出问题，以及过去当前运动训练的看法，以发现其经历的差异；④发现并与习惯支持运动训练行为改变的意识和希望，如通过讲解案例唤醒患者改变的意识和动机；⑤意识有过运动训练的经历；⑥生动解脱：体验床真实实不舒适的事实，观念和技巧，如运动训练后致活动耐力下降，易胸闷、气喘等）	判断依据：准备未来6个月采取行动，做运动训练。应对措施：①开始鼓励，以便帮助他理解运动训练的好处；②开始有利对付对患者进行康复正真正的健康教育；③帮助患者做有准备克服运动康复障碍可以克服得认知哪些障碍可引起患者的积极想象，指导患者立他想要了解过去做运动训练的情况，以及他前做运动训练将如何有益于他……增强目标自我效能，以及良好愿景引导患者的未来；①自我再评价：通过肯定健康方面的努力，鼓励患者付出这种努力，引导患者思考付出的行为又是如何与你健康相关，当前的行为又是如何与你对健康的价值观有冲突的；⑥环境再评价：让患者倾听家属对于其因不做运动训练而致活动耐力下降、气喘时的感受	判断依据：准备在未来30天内采取行动，并且已经做运动训练。应对措施：①自我解放：增加患者对于运动训练行为的自我效能与认同感，如通过签署自我管理目标激励书，并向身边的家人好友承诺自己做运动训练的支持、得到他们的支持；②社会解放：利用政策、法律、法规等，让患者意识到运动训练的重要性，如告知患者《中国防治慢性病中长期规划（2017—2025年）》的通知中指出需向慢性病患者广泛宣传适量运动的健康科普知识，规范做健康科普治健康科普管理	判断依据：运动训练的行为已经发生但少于6个月。应对措施：①患者能用自己的话说出运动训练的意义（知识目标）；②患者能每天将运动训练情况记录于"自我管理目标本"上；③患者能向医护人员说出自己可做能的运动目标？根据患者回答，提供相应的支持和资源，如果患者还存在哪些困难阻碍运动训练的实现？根据患者讲解国内外心衰背南中运动康复诊至康复医生处，通过进行全面的评估，制定个性化的运动的益处，以及将患者转诊至康复医生处，并利用社会支持，如亲友等的关怀；⑤反条件化：让患者说出不做运动训练的情形并建议一些可替代的行为，如患者因为耐力有限，多走路易感到乏力则可为患者提供"拐杖椅"，既可解决患者的困难，也可提供强化：通过强化手段控制和维持患者的行为，如护士则可为患者通过奖励"拐杖椅"运动行为的认知改变；⑦刺激激励：控制引发相同行为的刺激源，例如每天上午和晚上各播放一次运动训练音乐，提醒患者每日两次在室内或室外进行运动训练	判断依据：被动的行为已经运动的行为超过6个月。应对措施：①护士应继续提供鼓励，帮助患者克服可能导致患者复发的障碍，引导患者时常回顾他的优势、生活愿景，强励激励患者设定新的自我管理目标；②根据患者优先顺序，帮助患者设定新的自我管理目标

目标阶段变化情况及赋值

（续表）

目标条目	目标阶段变化情况及赋值				
	前意向阶段 1	意向阶段 2	准备阶段 3	行动阶段 4	保持阶段 5
34. 采取保存体力的技巧（如利用小睡恢复能量） 运动和休息 日常生活管理	**判断依据：** 在未来 6 个月内没有采取保存体力的技巧的打算。 **应对措施：** ①对患者当前的行为抱以共情和接受的态度；②使用反映性倾听，表示理解和尊重患者的感受；③确认患者没有准备改变这一事实，并且不要试图让他改变，否则可能会引起患者的抗拒心理，提出让患者说出当前不采取保存体力的看法，以及过去是否有过采取保存体力的经历，意识唤起：⑥意识唤起：发现并学习支持采取保存体力技巧行为改变的意识和技巧，如引导患者回忆上次因心力衰竭住院的场面、通过消极情感的体验、刺激患者朝解脱这种消极情感而向努力	**判断依据：** 准备在未来 6 个月采取行动，做到采取保存体力的技巧。 **应对措施：** ①开始鼓励患者采取保存体力的技巧的好处；②开始和患者进行活动和休息对性的健康教育；③帮助患者识别真正克服自己目前不采取保存体力的技巧的障碍以及哪些障碍是可以克服的问题，提出当前不采取保存体力的技巧的决定，帮助清晰采取保存体力技巧的清晰的状态以及过去了解过去的消极体验，愿望，指导患者了解采取保存体力的消极和积极的差异，以发现目前行为与良好景愿之间的差异；④致力克服的借口以及哪些障碍是可以克服的；⑤加强评价：通过肯定过去的努力，鼓励患者付出的努力，将这种努力应用于他目前行为方面，引号患者思考：当采取保存体力的技巧会成为什么样子，让患前的行为与理想中的值观前的行为为是如何与环境再评价；⑥环境再评价：让患者倾向于家属对于其因不采取保存体力致疲乏、劳累而再任时的感受	**判断依据：** 准备在未来 30 天内采取行动，并且已经采取了一些准备做到采取保存体力的技巧。 **应对措施：** ①自我解放：增加患者对采取保存体力的自我信念。通过签署自我管理协议书、自我承诺，增强采取保存体力技巧的决心，得到他们的支持；②社会解放：利用政策、法律、法规等，让患者意识到采取保存体力技巧的重要性。如告知患者国务院办公厅关于印发《中国防治慢性病中长期规划（2017—2025 年）》的通知中指出倡导"每个人是自己健康第一责任人"的理念，促进群众成形成健康的行为方式	**判断依据：** 采取保存体力行为已经发生但少于 6 个月。 **应对措施：** ①患者能用自己的话说出采取保存体力的技巧对自己健康的意义（知识目标）；②患者能向护士列举保存体力采取保存体力的技巧；③患者能每天将采取保存体力的技巧记录于"自我管理日志"上；④帮助关系：询问患者采取保存体力的困难，提供相应的实现？在哪些困难阻碍采取保存体力的项目，根据患者的困难，如患者困难的困难，影响晚上睡眠，护士则可建议其午睡时间一个半小时的间容易睡不着，护士则可建议其午餐后每次午休时将采取保存体力的项目，提供午睡时可让患者的心，既可解决患者午休时的困难，也可让其他人怀有关心他人的关怀；⑤反条件化：也称为刺激替代，用可供选择的健康行为或认识替代那些不能采取保存体力的行为，可以让患者说出不能采取保存体力的技巧的情形并建立一些可替代性的行为；⑥强化管理：通过强化手段控制并维持采取保存体力行为的认知改变，如通过奖励激励患者采取保存体力行为进行改变的过程；⑥强化管理：控制引发相同行为的刺激，例如给粘贴自感疲劳时请适当休息的标语千患者，如卧室、厨房、客厅、餐厅等，以保存体力	**判断依据：** 采取保存体力的技巧的行为已经发生并且超过 6 个月。 **应对措施：** ①护士应继续提供充分的鼓励，帮助患者回顾他以往时常导致复发的障碍，引导患者回顾他以往采取保存体力的优势、生活愿景，帮助患者设定自我管理目标优先顺序，根据患者的自我管理目标优先顺序，帮助患者设定新的目标

（续表）

目标条目	目标阶段变化情况及赋值				
	前意向阶段 1	意向阶段 2	准备阶段 3	行动阶段 4	保持阶段 5
35. 保证并获得夜间充足的睡眠，采用良好的睡眠习惯 运动和休息管理 日常生活管理	**判断依据：** 在未来 6 个月内没有采用良好的睡眠习惯的打算。 **应对措施：** ①对患者当前的行为方案以共情和接受的态度，表示理解和尊重患者的看法；②确认患者没有准备改变这一事实，并且不要试图让他改变；③致力于理解患者，提出当前不采用良好的睡眠习惯的看法，以及过去是否有过采用良好的睡眠习惯的经历引起的意识唤起；④发现并学习新的意识和技巧，如通过改变患者的事实、观念和行为改变的意识和技巧；⑥生动的解脱：体验并引导患者改变的意识而产生的方向努力，如引导患者回忆上次因心衰发作临床采和通过消极解脱的体验，让患者朝向解脱这种情感的方向努力	**判断依据：** 准备在未来 6 个月内采取行动，做到采用良好的睡眠习惯。 **应对措施：** ①开始鼓励患者采用良好的睡眠习惯，以便帮助他理解采用良好的睡眠习惯的好处；②开始助患者对性地自我管理的健康教育，帮助患者识别真正的障碍以及哪些差异。帮助患者了解真正去采用良好的睡眠习惯的积极体验，以及目前采用其他的未睡眠习惯如何对自己的自我效能；⑤自我再评价。通过肯定患者过去的努力，加强患者对出的付出的努力在工作、家庭等方面对自我，鼓励患者采用良好的睡眠习惯，将这种努力应用到个人健康方面，引导患者采用良好的睡眠习惯将成成什么样子，当前的行为是如何与良好的价值观有冲突的；⑥环境再评价：让患者倾向于家属对于其因不采用良好的睡眠习惯导致疲乏、劳累而再往医院时的感受	**判断依据：** 准备在未来 30 天内采取行动，并且已经采取了一些准备步骤做到采用良好的睡眠习惯。 **应对措施：** ①自我解放：增加患者对于采用良好的睡眠习惯的自主决定与认同信念，如通过签署自我承诺目标激励协议书，并向身边的家人好友采用良好的睡眠习惯的决心，增强到他们的支持；②社会解放：利用政策、法律、法规等，让患者意识到采用良好的睡眠习惯将成为国务院办公厅关于印发《中国防治慢性病中长期规划（2017—2025 年）》的通知中倡导"每个人是自己健康的第一责任人"的理念，促进群众形成健康的行为方式	**判断依据：** 采用良好的睡眠习惯的行为已经发生但少于 6 个月。 **应对措施：** ①患者能用自己的话说出采用良好的睡眠习惯对自己健康的意义（知识目标）；②患者能向护士列举哪些是良好的睡眠习惯（技能目标）；③患者能做到每天夜间睡眠情况记录于"自我管理日志本"上；④帮助患者采用良好的睡眠习惯的实现？根据患者还存在哪些困难采用良好的睡眠习惯的支持资源，如患者本人因胸闷气喘影响睡眠质量，护士则可建议采用适量的支持，护士会到患者的困难，也可让患者准备高靠枕，如床头抬高，也可让他患者本会到心理社会支持，寻求并运用对采用良好的睡眠习惯的社会支持，如亲友发等的关怀；⑤反条件化：也称为认识替代，用可供选择的健康行为或认识不能采用良好睡眠行为。可以让患者说出不能采用良好的睡眠习惯的情形并建议一些可替代的健康行为，如患者因为服用利尿剂或夜间通常需要起来小便，无法获得连续的睡眠行为，护士可建议连续起来服利尿剂将利尿量放在白天服用；⑥强化管理：通过强化手段控制和维持患者对采用良好的睡眠习惯的健康行为的认知改变，如通过奖励激励患者进行行为改变的过程；⑦刺激控制：控制引发晚上睡眠的刺激源，例如每日设置晚上睡眠的时间钟，提醒患者养成规律作息的习惯	**判断依据：** 采用良好的睡眠习惯的行为已经发生并且超过 6 个月。 **应对措施：** ①护士应继续鼓励，帮助患者致复发服的的障碍，引导他时常回顾可能导致复发的优势、生活愿景、目标和激励措施的自我管理目标优先顺序，帮助患者设定新的自我管理目标

（续表）

目标条目		前意向阶段	意向阶段	准备阶段	行动阶段	保持阶段
		1	2	3	4	5

上表分类：运动和日常生活管理

目标条目 36. 平衡活动和休息（如避免过度劳累、规律作息，合理安排活动时间等）

前意向阶段（1）

判断依据：在未来6个月内没有平衡活动和休息的打算。

应对措施：①对患者当前的行为表示接受的态度；②使用反映性倾听，表示理解和尊重患者的感受；③确认患者没有准备改变这一事实，并且不要试图让他改变；④致力于理解患者，提出问题，让患者说出自己对当前不平衡活动和休息的看法，以及过去是否有过平衡活动和休息的经历等；⑤发现并学习支持平衡活动和休息行为的情况，如引导患者回忆上次因心衰而住院的场面，通过刺激消极情感，让患者体验平衡活动和休息真实案例故事，唤醒患者改变的意识和希望；⑥生动解释平衡活动和休息对患者的未来、加强患者的意识真实案例故事的体验；通过刺激积极情感，唤起患者朝目标努力的方向等

意向阶段（2）

判断依据：准备在未来6个月采取行动，做到平衡活动和休息。

应对措施：①开始鼓励患者进行平衡活动和休息的健康教育，以便帮助他真正理解平衡活动和休息对他没有真正的障碍以及帮助患者识别立他想要进行平衡活动和休息的借口，哪些障碍是可以克服的？②帮助患者了解过去平衡活动和休息的决心、增强改变的想法，让患者说出当前不平衡活动和休息状态的情绪；指导患者承诺⋯③社会规范：利用法律、法规等，让患者意识到平衡活动和休息的重要性：如告知患者国务院办公厅关于慢性病防治中长期规划《（2017—2025年）》的通知中指出倡导"每个人是自己健康第一责任人"的理念，促进群众形成健康的行为方式

准备阶段（3）

判断依据：准备在未来30天内采取行动，并且已经采取了一些准备做到平衡活动和休息。

应对措施：①自我解放：增加患者对于平衡活动和休息行为的自我认同与信念，如通过签署自我管理协议书，并向身边的家人好友承诺的决心、得到相应的支持，增强改变的信心；②社会解放：利用法律、法规等，让患者意识到平衡活动和休息的重要性：如告知患者国务院办公厅关于慢性病防治中长期规划《（2017—2025年）》的通知中指出倡导"每个人是自己健康第一责任人"的理念，促进群众形成健康的行为方式

行动阶段（4）

判断依据：平衡活动和休息的行为已经发生但少于6个月。

应对措施：①患者能对护士列举自己是如何平衡活动和休息（知识目标）；②患者能用自己的话说出平衡活动和休息的意义（知识目标）；③患者能做到每天将"自我管理日志本"上的平衡活动和休息情况记录下来（技能目标）
①帮助关系：询问患者还存在哪些困难？根据患者的回答，提供相应的支持和资源。善用对平衡活动和休息行为改变的社交，如亲友等；②患者行为改变的心理技巧，寻求并运用对平衡活动和休息行为改变的关系；③反条件作用：也称为认识代替，用可供选择的健康行为代替不健康行为，可以让患者说出一些可替代不能控制平衡活动和休息的认知和行为，用于识患者对平衡活动和休息行为的⋯⑥强化管理：通过强化手段控制和维持患者对平衡活动和休息行为的改变，如通过奖励激励患者；⑦刺激控制：控制诱发相应行为改变的刺激源，例如每日设置中午和晚上睡眠的同伴，提醒患者养成规律作息的习惯

保持阶段（5）

判断依据：平衡活动和休息行为已经发生并超过6个月。

应对措施：①护士应继续提供鼓励，帮助患者克服可能导致复发的障碍，引导他回顾他的优势、生活愿景、目标和激励措施；②根据患者的自我管理目标优先顺序，帮助患者设定新的自我管理目标

（续表）

目标阶段变化情况及赋值

目标条目	前意向阶段 1	意向阶段 2	准备阶段 3	行动阶段 4	保持阶段 5
37. 不吸烟与参与戒烟方案（健康生活习惯／日常生活管理）	**判断依据**：在未来6个月内没有不吸烟或参与戒烟方案的打算。 **应对措施**：①对患者当前的行为表示抱以共情和接受的态度；②使用反映性倾听，表示理解和尊重患者的感受；③确认患者还没有准备改变这一事实，并且日不要让患者会引起患者的抗拒心理；④致力让患者真正理解问题，提出问题，让患者说出自己对当前吸烟或不吸烟行为的看法，以及过去有过参与戒烟方案的经历；⑤意识唤起：发现并讲述与戒烟行为改变有关的事实，观念并回忆上次因心衰发作入院时的情感体验，剌激患者朝向改变的意义和希望，通过对消极吸烟的情感（咳嗽咳痰、血压升高、胸闷、气喘等），如引导患者回忆上次因心衰发作致入院时的体验，剌激患者朝向改变的方向的努力。	**判断依据**：准备在未来6个月采取行动，做到不吸烟或参与戒烟方案。 **应对措施**：①开始鼓励患者不吸烟或参与戒烟方案，以便帮助他理解不吸烟或参与戒烟方案的好处；②开始有针对性地对患者进行健康生活习惯会引起的障碍以及哪些障碍是可以克服的，招募患者了解过去不吸烟或参与戒烟方案的积极体验，帮助患者树立他们对不吸烟或参与戒烟方案的清晰愿景；指导患者了解目前行为与戒烟方案不参与目前的行为以及不参与的差异，发现如何有益于他的有效体验，通过自我再评价：家庭等方面的个人能；⑤自我再评价：鼓励患者付出这种努力，将出这种努力，引导患者思考：当我与你做对比，将对你你对什么为力付出努力，健康方面，引导患者做出选择；⑥环境再评价：让患者倾向于如何与你参与不参与神冲突的家属于其真不参与恶化而再病恶化再住院时的感受。	**判断依据**：准备在未来30天内采取行动，并且已经采取了一些准备步骤做到不吸烟或参与戒烟方案。 **应对措施**：①自我解放：增加患者对于不吸烟或参与戒烟方案认同信念的实现，提供相应的支持，如通过签署不吸烟或参与戒烟方案的自主决定与戒烟方案的支持决心，增强患者戒烟方案的决心、得到社会承诺；②社会解放：利用政策、律法规等，得到上海的重要性，如告知上海市公共场所发布的《上海市公共场所控制吸烟条例》。	**判断依据**：不吸烟或参与戒烟方案行为已经发生但少于6个月。 **应对措施**：①患者能用自己的话说出不吸烟或参与戒烟方案对自己健康的意义（知识目标）；②患者能够自己采取不吸烟或参与戒烟方案与戒烟方案（技能目标）；③患者能向护士列举自己将采取戒烟方案与戒烟方案的关系；询问患者还存在哪些困难阻碍不吸烟，如患者每天将戒烟情况记录于护士帮助患者发现"自我管理日志本"上；④帮助患者回顾，引导他回忆戒烟目标的实现？根据患者困难相应支持的实现，很难减少成就戒，护士则可建议患者每日吸烟量逐渐减半再逐渐减少，也可让患者体会到可减少吸烟带来的困难，也可让患者心理干预减半，求运用不吸烟或参与戒烟方案行为改变的社会支持，如亲友等的关杯；⑤反条件作用：也称为剌激替代，用可供选择的健康行为替代不参与戒烟方案的一些可替代的健康行为；⑥强化管理：通过奖励激励患者进行行为出不吸烟对戒烟方案进行行为和维持患者对不吸烟或参与戒烟方案的认知改变；⑦剌激控制：控制引发相同行为的剌激源，例如有吸烟瘾时，转移注意力，或食用口香糖等。	**判断依据**：不吸烟或参与戒烟方案的行为已经发生并超过6个月。 **应对措施**：①护士应继续提供鼓励，帮助患者克服可能导致复发的障碍，引导患者回顾他的优势、生活愿景，剌激和激励情况；②根据患者优先顺序，帮助患者设定新的自我管理目标。

（续表）

目标条目	目标阶段变化情况及赋值				
	前意向阶段 1	意向阶段 2	准备阶段 3	行动阶段 4	保持阶段 5
健康生活习惯管理 日常生活管理 **38. 不饮酒或参与限酒方案**	**判断依据**：在未来6个月内没有不饮酒或参与限酒方案的打算。 **应对措施**：①对患者当前的行为以共情和接受的态度；②使用抱以反映性倾听，表示理解和尊重患者的感受；③确认患者没有准备改变这一事实，并且不要试图让他改变，④致力于理解患者的抗拒心理，提出问题，让患者说出自己当前饮酒或不参与限酒方案的事实，提出向正确的方向努力	**判断依据**：准备在未来6个月采取不饮酒或参与限酒方案。 **应对措施**：①开始鼓励患者评估不饮酒或参与限酒方案的利弊，以便帮助他理解不饮酒或参与限酒方案的好处；②开始有针对性地对患者进行健康教育；③帮助患者识别真正的障碍以及哪些是可以克服的借口；④发现患者了解过去不饮酒或参与限酒方案的积极体验的差异，以发现患者将过去的未来，加强患者参与限酒方案的消极体验，以及目前行为与良好愿景之间的差异，通过肯定患者过去工作、家庭等以及应用有益于自我效能，引导患者思考；⑤以发现自我效能的应用，将这种努力也应用于个人健康，引导患者思考；⑥环境再评价：让患者倾听家属对于其因不参与戒烟戒酒方案而导致心衰病情恶化而再住院的感受	**判断依据**：准备在未来30天内采取行动，做到不饮酒或限酒，并且已经采取了一些准备步骤做到不饮酒或参与限酒方案。 **应对措施**：①自我解放：增加患者对于不饮酒或参与限酒方案的自信与认同感，如通过签署自我管理目标激励协议书，并向身边的家人好友承诺，不饮酒或参与限酒方案的决心，得到目标承诺的支持；②社会解放：利用政策、法规等，让患者意识到不饮酒或参与限酒方案的重要性，如告知中共中央国务院发布的《健康中国2030规划纲要》中提出加强限酒健康教育，控制酒精过度使用、减少酗酒等政策	**判断依据**：不饮酒或参与限酒方案的行为已经发生但少于6个月。 **应对措施**：①患者能用自己的话说出不饮酒或参与限酒方案的意义（知识目标）；②患者能做到不饮酒或参与限酒方案（技能目标）；③患者能写"自我管理日志本"；④每天将不饮酒情况记录于"自我管理日志本"上；④帮助建立关系：询问患者者的回答，根据患者的回答，提供相应的支持和资源，如患者的困难将为酒龄过长、难说戒掉，护士则可提供每日建议等；⑤反向帮助：善用关怀他人的心理技巧，如亲友等，用可供选择的健康行为替代饮酒行为，既可让患者会说出不饮酒或参与限酒方案的关怀，也称为刺激替代，用于改善不健康行为的过程；⑥强化管理：通过强化不饮酒或参与限酒方案的情形并建议一些可进行为改变的过程；⑦刺激控制：控制或认同行为改变的认知受度使用，如通过奖励激励患者出不饮酒或参与限酒方案，如每天饮有有酒糖进行为改变的刺激源，例如饮食替代，引发相同行为引发心理冲突时，转移注意力	**判断依据**：不饮酒或限酒方案的行为并超过6个月。 **应对措施**：①护士应继续提供鼓励，帮助患者克服可能导致复发的障碍，引导患者优时常回顾他以往的优势、生活愿景，目标和激励措施；②根据患者的自我管理目标优先顺序，帮助患者设定新的自我管理目标

（续表）

目标阶段变化情况及赋值

目标条目	前意向阶段 1	意向阶段 2	准备阶段 3	行动阶段 4	保持阶段 5
39. 养成良好的个人卫生及沐浴习惯（健康生活习惯管理·日常生活）	**判断依据：** 在未来 6 个月内没有养成良好的个人卫生及沐浴习惯的打算。 **应对措施：** ①对患者当前的行为抱以共情和接受的态度；②使用反映性倾听，以便帮助理解患者的感受；③确认患者没有准备改变这一事实，并且不要试图让他改变；④致力起患者的抗拒心理，让患者理解问题，提出当前个人卫生及沐浴习惯的看法；⑤意识唤起：发现并学习惯意识唤起，支持参与个人卫生及沐浴行为改变的观念和技巧，如通过讲解临床真实案例唤醒患者改变的意识和希望；⑥生动解脱：体验不良个人卫生习惯的消极的情感体验与个人卫生习惯改变过高导致头晕、脱力等），引导患者回忆上次因心衰发作人院的场面，通过对消极情感的体验，加强患者情感的方向努力	**判断依据：** 准备在未来 6 个月采取行动，做到养成良好的个人卫生及沐浴习惯。 **应对措施：** ①开始鼓励患者评估养成良好的个人卫生及沐浴习惯的好处；②开始针对性地对患者进行健康生活习惯管理的健康教育；③帮助患者识别真正养成良好的障碍以及哪些障碍是可以克服的借口；④发现并帮助患者了解立他养成良好的个人卫生及沐浴习惯的积极的状态，帮助患者树立他养成良好的个人卫生习惯的清晰愿景，指导患者了解其他的未有养成良好的个人卫生习惯与良好的个人卫生习惯的差异，以发现自己目前的差异，再评价：通过肯定患者过去在工作、家庭等方面付出的努力，鼓励患者评价个人健康方面，将这种努力也应用于个人健康方面，引导患者思考：当你养成良好的个人卫生及沐浴习惯后会成为什么样子，当前的行为是如何与你的价值观有冲突的；⑥环境再评价：让患者倾听家属对于因其不良卫生习惯恶化而再住院时的感受	**判断依据：** 准备在未来 30 天内采取行动，并且已经采取了一些准备步骤做到养成良好的个人卫生及沐浴习惯。 **应对措施：** ①自我解放：增加患者对于养成良好的个人卫生及沐浴行为的自我决定与认同信念，如通过签署自我管理目标激励协议书，并向身边的家人朋友承诺自己养成良好的个人卫生及沐浴习惯的决心，增强自己目标实现；②社会解放：利用政策、法律法规等，让患者意识到养成良好的个人卫生习惯的重要性	**判断依据：** 养成良好的个人卫生及沐浴行为已经发生但少于 6 个月。 **应对措施：** ①患者能用自己的话说出养成良好的个人卫生及沐浴习惯的意义（知识目标）；②患者能做到每天将个人卫生及沐浴情况记录于"自我管理记录本"上：①帮助护士列举自己的优点；②患者还存在哪些困难阻碍得养成良好的个人卫生及沐浴行为的实现？根据患者和资源，善用关怀他人的心理技巧，善用对养成良好的个人卫生及沐浴行为运用健康人的社会支持，如亲友等的关怀；⑤反条件作用：寻求并可供选择的健康行为的承诺；⑤社会解放：也称为刺激控制，用可供选择的一些不健康行为的情形并建议一些可替代的行为；⑥强化管理：通过强化手段控制和维持养成良好的个人卫生及沐浴习惯的认知改变，如通过奖励激励患者进行行为改变的过程	**判断依据：** 养成良好的个人卫生及沐浴习惯的行为已经发生超过 6 个月。 **应对措施：** ①护士应继续提供鼓励，帮助患者克服可能障碍，引导患者回顾他过去存在的优势、生活愿景，目标和激励措施；②根据患者的自我管理目标优先顺序，帮助患者设定新的自我管理目标

（续表）

目标阶段变化情况及赋值

目标条目	前意向阶段 1	意向阶段 2	准备阶段 3	行动阶段 4	保持阶段 5
健康生活习惯管理 日常生活管理 40. 无明显呼吸困难时，采取自感舒适的体位（半卧位，角度30°左右）	**判断依据**：在未来6个月内没有采取半卧位的打算。 **应对措施**：①对患者的行为抱以共情和接受当前的态度；②使用反映性倾听，表示理解患者的感受；③确认患者没有准备改变这一事实，并且不要尝试引起患者的抗拒心理；④致力让起患者的注意，提出问题，让患者说出自己当前采取的体验；⑤意识唤起：发现并学习能支持采取半卧位行为改变的事实、观念和技巧，如通过讲解临床真实案例，唤醒患者改变的意识和希望；⑥生动解脱：体验不采取半卧位而导致的消极情感，引导患者回忆上次因心衰发作入院，将这种消极情感感受，刺激患者朝解脱这种情感的方向努力。	**判断依据**：准备在未来6个月采取半卧位。 **应对措施**：①开始致励患者采取半卧位行为，以便帮助理解采取半卧位的好处；②开始有针对性地对患者进行健康生活习惯管理的健康教育；③帮助患者识别真正的障碍以及借口：①发现差异，可以克服障碍，得到半卧位的积极体验，帮助患者树立他想要采取现在存有采取半卧位目前的行为与良好景的差异，以及采取半卧位将如何自己目前的行为产生有益干事能；⑤自我效能：通过肯定患者过去在工作、家庭等方面付出的努力，将这种努力也应用于个人健康方面，引导患者思考：当你再评价自我，为什么你的价值观听众何与你有价值观冲突的；⑥环境再评价：让患者倾听采取属对于因其不采取半卧位而导致胸闷气喘的感受	**判断依据**：准备在未来30天内采取半卧位，并且已经采取了一些准备步骤做到采取半卧位。 **应对措施**：①自我解放：增加患者对于养成采取半卧位习惯行为的自主决策的决心，并向身边的家人好友表示采取半卧位的决心，增强目标信念，增强目标的支持；②社会解放：利用承诺、政策、法律、法规等，得到社会的支持，让患者者意识到采取半卧位的重要性	**判断依据**：养成采取半卧位习惯的行为发生但才6个月。 **应对措施**：①患者能用自己的话说出自己健康如何采取半卧位的意义（知识目标/技能目标）；②患者能每天将阻碍采取半卧位行为记录于"自我管理日志本"上；③患者能向护士展示如何采取半卧位行为（帮助患者识别自我管理目标的实现）；根据患者还存在哪些困难采取半卧位行为并询问患者的回答，寻求运用对采取半卧位行为改变的社会支持，如亲友等对供选择的关怀；⑤反条件化：也称为刺激替代，用可替代的健康行为来认识替代不健康行为。可以让患者说出一些可替代控制的认知行为；⑥强化管理：通过强化手段维持患者对养成采取半卧位行为进行改变的认知行为，如通过奖励措施激励患者进行行为改变的过程	**判断依据**：采取半卧位的行为已经发生并且超过6个月。 **应对措施**：①护士应继续鼓励，帮助患者克服可能导致患者复发的障碍，引导患者时常回顾他之前的优势、生活愿景，目标和激励措施；②根据患者的自我管理目标优先顺序，帮助患者设定新的自我管理目标

（续表）

目标条目	目标阶段变化情况及赋值				
	前意向阶段 1	意向阶段 2	准备阶段 3	行动阶段 4	保持阶段 5
41. 养成规律的排便习惯（健康生活习惯管理 / 日常生活）	**判断依据：** 在未来6个月内没有养成规律的排便习惯的打算。 **应对措施：** ①对患者当前的行为抱以共情和接受的态度；②使用反映性倾听，以便帮助患者准备好开始有针对性地对患者进行健康生活一些事实，否则可能会引起患者的抗拒心理，提出当前的问题；发现并意识唤起：发现并让患者了解当前的排便行为可以改变的问题，如通过讲解临床真实案例唤醒患者的意识和希望；⑥生动解脱：通过对消极情感而导致消极情感的体验，刺激患者朝解脱这种情感的方向努力	**判断依据：** 准备在未来6个月采取行动，做到规律的排便习惯。 **应对措施：** ①开始鼓励患者评估养成规律的排便习惯的利弊，以便帮助他理解养成规律的排便习惯的好处；②患者评估对于养成规律的排便习惯进行健康教育；③帮助患者识别真正可以克服困难的障碍得以克服患者口：④发现差异：指导患者了解过去养成规律的排便习惯的差异，帮助患者树立养成规律的排便习惯的清晰愿景，指导患者了解自己目前在反规律排便习惯以发现患者的消极体验，加强患者的自我效能；⑤自我再评价：通过肯定患者在工作、家庭等方面的努力，将这种努力应用在个人健康方面，引导患者自我评价个人行为，当你在与排便规律冲突时引导患者从什么地方对于你当前的行为，将这导致的；⑥环境再评价：如何倾听家属对于的排便；当患者倾听后会感到什么，引导患者思考，当你在与排便规律冲突时，当前的行为属于什么原因引导致的；让患者卫生改变对于心衰病情恶化而再住院时的感受	**判断依据：** 准备在未来30天内采取行动，并且已经做到养成规律的排便习惯。 **应对措施：** ①自我解放：增加患者对于养成规律的排便习惯同信念，并向身边的家人好友承诺养成规律的排便习惯的决心，增强相应的心理支持；②社会解放：利用政策、法律、规章制度等，让患者意识到养成规律的排便习惯的重要性	**判断依据：** 养成规律的排便习惯发生但少于6个月。 **应对措施：** ①患者能用自己的话说出养成规律的排便对自己健康的意义（如患者能向护士列举哪些措施有助于养成规律的排便习惯）；②患者能每天将排便情况记录于"自我管理记录本"上：①帮助患者的回答；提供相应的支持和资源，根据患者的心理困难阻碍养成规律的排便目标的实现？目标自主决定签署承诺书，寻求并运用对养成规律的排便行为改变的社会支持，如亲友等的关怀；⑤反条件化：也称为刺激替代，用不能养成规律排便行为代替，用可供选择的健康养成排便行为。可以让患者说出一些可用于替代养成规律排便的行为；⑥强化管理：通过强化手段控制和维持养成排便行为，如对养成规律的排便行为进行行为改变的过程	**判断依据：** 养成规律的排便行为已经超过6个月。 **应对措施：** ①护士应继续提供鼓励，帮助患者克服导致复发的障碍，引导他回顾患者的优势、生活愿景、目标和激励措施；②根据患者的自我管理目标优先顺序，帮助患者设定新的自我管理目标

（续表）

目标条目	目标阶段变化情况及赋值				
	前意向阶段 1	意向阶段 2	准备阶段 3	行动阶段 4	保持阶段 5
42. 遵循医护人员有关性生活的建议	**判断依据**：在未来6个月内没有遵循医护人员有关性生活的建议的打算。**应对措施**：①对患者当前的行为表示共情和接受，让患者反映体会并表示理解和尊重患者的感受；②改变这一事实，并且不要试图让他改变，否则可能会引起患者的抗拒心理；③致力于理解患者，提出问题，询问患者是否愿意说出自己当前的生活情况；④意识到发现健康生活行为会引起患者的消极情感（如心绞痛等），引导患者回忆上次因心绞痛发作时的场景，通过对消极情感体验，测试患者朝向解脱这种情感的方向努力	**判断依据**：准备在未来6个月采取行动，做到遵循医护人员有关性生活的建议。**应对措施**：①开始鼓励患者对患者有关性生活的建议遵循的好处；②开始针对性地对患者进行健康教育；③帮助患者识别真正克服遵循障碍以及哪些障碍是可以克服的差异；④指导患者了解过去遵循有关性生活树立的积极体验，帮助患者了解自己想要实现的清晰愿景，以发现自己目前行为与良好愿景的差异，引导患者为自己树立有益于健康的自我效能；⑤自我再评价：通过肯定自己的努力，将这种努力也应用于个人生活评价方面，引导患者思考当你遵循医护人员有关性生活的建议后会成为什么样子，让患者倾听你的价值观并作为行为是如何与健康生活方式发生冲突的；⑥环境再评价：对于因遵循不健康生活方式而再住院心衰病恶化而住院时的感受	**判断依据**：准备在未来30天内采取行动，并且已经采取了一些准备步骤做到遵循医护人员有关性生活的建议。**应对措施**：①自我解放：增加患者对于遵循医护人员有关性生活行为的自主决定与认同信念；②社会解放：利用政策、法律、法规等，让患者意识到遵循医护人员有关性生活的重要性	**判断依据**：遵循医护人员有关性生活的建议的行为已经发生但少于6个月。**应对措施**：①患者能用自己的话说出遵循医护人员有关性生活方式的意义（知识目标）；②患者能帮助患者养成健康的性生活方式有助于实现目标；③帮助关系：问同患者有关循医护人员有关性生活的联系？寻求并运用对改变的社会支持，用可供选择的持和微激励措施，善用关怀他人的心理技巧；④反条件作用：也称为替代，可建康行为或说出一些可替代不健康行为的情以让患者运用建议代替不健康的行为；⑤强化管形并建立，通过强化手段控制和维持健康的行为遵循医护人员有关性生活的建议的认知改变	**判断依据**：遵循医护人员有关性生活的建议的行为已经发生并超过6个月。**应对措施**：①护士应继续提供鼓励，帮助患者克服可能导致复发的障碍，引导患者回顾他的优势、生活愿景、目标和微激励措施；②根据患者的自我管理目标优化自我管理程序，帮助患者设定新的自我管理目标

健康生活习惯管理 日常生活

（续表）

目标条目	前意向阶段 1	意向阶段 2	准备阶段 3	行动阶段 4	保持阶段 5
43. 避免情绪激动和精神紧张（情绪和认知管理/情绪管理）	判断依据：在未来6个月内没有避免情绪激动和精神紧张的打算。应对措施：①对患者当前的行为抱以共情性倾听，表示理解和尊重患者的感受；②使用反映性语言，以便帮助他理解患者改变这一事，并且不要试图让他改变，否则可能会引起患者的抗拒心理；④致力于理解患者，提出问题，让患者说出自己当前的情绪状态；⑤意识唤起：发现并学习能支持养成良好情绪和技巧，如通过回忆上次因心衰发作入院的场景，通过对消极改变的意识和体验，刺激患者朝解脱这种情感的方向努力	判断依据：准备在未来6个月采取行动，做到避免情绪激动和精神紧张。应对措施：①开始鼓励患者评估避免情绪激动和精神紧张对性地对患者进行针对性的健康教育；③帮助患者识别真正克服的障碍以及障碍时是可以克服的；④发现差异：指导患者了解过去避免情绪激动和精神紧张的积极状态，帮助患者树立想要现在没有避免情绪激动和精神紧张的状态将如何有益于他的健康，加强患者的自我效能；⑤自我再评价：通过肯定患者过去工作、家庭等方面付出的努力，鼓励患者评价自我，将这种努力也应用于个人健康方面，引导患者思考：当你避免情绪激动和精神紧张是如何与你的价样子，当前有冲突的；⑥环境再评价：让患者倾听家属对于因其精神激动和精神紧张导致心衰病情恶化而再住院时的感受	判断依据：准备在未来30天内采取行动，并且已经采取了一些准备步骤做到避免情绪激动和精神紧张。应对措施：①自我解放：增加患者对于避免情绪激动和精神紧张认同信念，如通过签署承诺书，并向身边的家人好友等做自我已避免情绪激动和精神紧张承诺，得到目标实现；②社会解放：利用他们的支持和增强放：得到法律、法规等，增强患者避免情绪激动和精神紧张的重要性	判断依据：避免情绪激动和精神紧张的行为已经发生但至少于6个月。应对措施：①患者能用自己的话说出避免情绪激动和精神紧张对自己健康的意义（知识目标）；③患者能每天将管理记录于"自我管理日志本"上；询问患者还存在哪些困难阻碍避免情绪激动和精神紧张目标的实现？根据患者的回答，提供相应的技巧，帮助患者善用关怀他人的心理支持和社会资源，如亲友等的关怀；⑤反条件作用，可以让患者说出不能避免情绪激动和精神紧张情形并建立一些健康的行为，用可供选择的健康行为建议；通过运用对避免情绪激动和精神紧张的认识改变，如通过奖励控制和精神紧张的行为进行行为改变的过程	判断依据：避免情绪激动和精神紧张的行为已经发生并超过6个月。应对措施：①护士应继续激励提供致励，帮助患者致复发服，能导致患者的障碍，引导患者回顾他们的优势、生活经历，帮助他顺利度过时常回顾当初自我激励措施；②根据患者的自我管理目标优先顺序，帮助患者设定新的自我管理目标

(续表)

目标条目	目标阶段变化情况及赋值				
	前意向阶段 1	意向阶段 2	准备阶段 3	行动阶段 4	保持阶段 5
情绪和认知管理 44.情绪低落或有负性情绪时能鼓励自己振作	**判断依据：** 在未来6个月内没有情绪低落或有负性情绪时鼓励自己振作的打算。**应对措施：** ①对患者的行为和接受当前的态度；②使用共情和倾听，表示理解和尊重患者的感受；③确认患者没有准备改变这一事实，并且不要试图让他改变，否则可能会引起患者的抗拒心理；④致力于理解患者，退出当前问题状态；⑤意识唤起：发现并学习对情绪支持有负性情绪而导致的消极行为，引导患者回忆以往因心衰发作时负面的情绪，通过对情绪回忆激发患者朝积极情感这种情绪脱胶方向努力	**判断依据：** 准备在未来6个月采取行动，情绪低落或有负性情绪时鼓励自己振作。**应对措施：** ①开始鼓励患者评估情绪低落或有负性情绪时鼓励自己振作的行为的好处；②开始针对性地对患者进行情绪管理的健康教育；③帮助患者识别真正的障碍以及哪些障碍是可以克服的借口；④发现差异：指导患者了解过去了解自己情绪低落或有负性情绪时鼓励自己振作的积极体验，帮助患者树立想要改变的清晰愿景，指导患者体验情绪低落或有负性情绪时鼓励自己振作将如何有益于他们的健康、加强患者的自我效能；⑤自我再评价：通过自我评价在过去工作、家庭等方面付出的努力，鼓励患者将这种努力应用于个人健康方面，引导患者思考，当你情绪低落或有负性情绪后会成为什么样子，当前的行为又是如何与你的价值观相冲突；⑥环境再评价：让患者倾听家属对于因其情绪低落或有负性情绪而不能鼓励自己振作导致心衰病情恶化而再住院时的感受	**判断依据：** 准备在未来30天内采取行动，并且已经采取了一些准备步骤做到情绪低落或有负性情绪时鼓励自己振作。**应对措施：** ①自我解放：增加对情绪低落或有负性情绪时鼓励自己振作目标信念，如通过签署自我管理协议书，并向身边的家人好友承诺自己情绪低落或有负性情绪时鼓励自己振作的决心，得到他们的支持，增强目标承诺；②社会解放：利用政策、法律、法规等，让患者意识到情绪低落或有负性情绪时鼓励自己振作的重要性	**判断依据：** 情绪低落或有负性情绪时鼓励自己振作的行为已经发生但少于6个月。**应对措施：** ①患者能用自己的话说出情绪低落或有负性情绪时鼓励自己振作对自己健康的意义（知识目标）；②患者能向护士列举哪些措施有助于情绪低落或有负性情绪时鼓励自己振作（技能目标）；③帮助关系：询问患者情绪低落或有负性情绪时鼓励自己振作还存在哪些困难和资源，提供相应的支持和资源，善于相应的心理技巧，寻求并根据患者的回答，运用对情绪低落或有负性情绪时鼓励自己振作的社会支持，如寻找人际关系中能为改变情绪低落或有负性情绪时鼓励自己振作的家人好友作为支持；④反条件化：可以让情绪低落或有负性情绪时不健康行为选择一些可供替代的健康行为或改变情绪低落或有负性情绪时鼓励自己振作情形并建议选择一些强化手段代替；⑤强化管理：通过强化手段对情绪低落或有负性情绪时的认知或改变，如通过奖励激励患者进行行为改变的过程	**判断依据：** 情绪低落或有负性情绪时鼓励自己振作的行为已经发生并且超过6个月。**应对措施：** ①护士应继续提供鼓励，帮助患者克服可能导致他复发的障碍，引导患者回顾他过去时能导致情绪低落或有负性情绪的优势、生活愿景、目标和激励措施；②根据患者的自我管理目标优先顺序，帮助患者设定新的自我管理目标

（续表）

目标阶段变化情况及赋值

目标条目	前意向阶段 1	意向阶段 2	准备阶段 3	行动阶段 4	保持阶段 5
45. 适时寻求心理咨询和疏导，应用抗焦虑或抑郁药物（如生活、工作等压力大时）（情绪和认知管理）	**判断依据：** 在未来 6 个月内没有适时寻求心理咨询和疏导的打算。**应对措施：** ①对患者当前的行为以接纳的态度，表示理解和尊重患者的感受；②使用反映性倾听，表示理解和尊重患者的感受；③确认这一事实，并且不要试图让他改变这一事实，否则可能会引起他的抗拒心理；④致力于理解患者，提出问题，让患者说出自己对问题的认识；⑤意识唤起：并学习真实案例讲解临床真实案例，让患者朝着心理疏导的意识和希望行动起来；⑥生动体验不适时寻求心理咨询和疏导致的消极的情感，引导患者回忆上次因心衰发作入院的场面。通过对消极情感的体验，刺激激励患者朝解脱这种情感的方向努力	**判断依据：** 准备在未来 6 个月采取行动，适时寻求心理咨询和疏导。**应对措施：** ①开始鼓励患者适时寻求心理咨询和疏导评估适时寻求心理咨询和疏导对患者当前的行为以接纳以共鸣的态度，表示理解和尊重患者的感受；③帮助患者进行针对性的健康教育；③帮助患者识别真正可以克服的障碍以及哪些障碍是可以克服的，让患者了解这些障碍起初以改变，让患者了解这些障碍口：④发现差异，帮助患者了解适时寻求心理咨询和疏导去适时寻求心理咨询和疏导，以发现适时寻求心理咨询和疏导的差异与他的理咨询和疏导将如何有益于自己健康、加强患者的自我效能；自我再评价：通过工作、家庭等方面付出的努力，将这种努力也应用于个人健康方面，引导患者思考：当你适时寻求心理咨询和疏导后会成为什么样子，当前的行为号后会导致心衰情恶化而再住院行为；是如何与你的价值观有冲突的；环境再评价：让患者倾听家属对于因其不能适时寻求心理咨询和疏导导致心衰病情恶化而再住院时的感受	**判断依据：** 准备在未来 30 天内采取行动，并且已经采取了一些准备行动适时寻求心理咨询和疏导。**应对措施：** ①自我解放：增加患者对于适时寻求心理咨询和疏导行为的自主决定与认同信念，如通过签署自我管理目标激励协议书，并向身边的家人好友承诺自己适时寻求心理咨询和疏导的决心、得到目标承诺；②强化管理：利用政策、法规、法律等，让患者意识到适时寻求心理咨询和疏导的重要性	**判断依据：** 适时寻求心理咨询和疏导行为已经发生但少于 6 个月。**应对措施：** ①患者能用自己的话说出适时寻求心理咨询和疏导的意义（知识目标）；②患者能向护士列举哪些情况下需要寻求心理咨询和疏导（技能目标）；③帮助患者发现在存在哪些困难阻碍适时寻求心理咨询和疏导目标的实现？根据存在的社会支持资源，善用适时寻求心理咨询和疏导行为改变的支持系统，寻求并运用可用的社会支持：提供他人的支持技巧，如来自亲友的关心；④反复强调关怀他人的自我管理行为的重要性；⑤自我调节：让患者善用一些可替代不健康行为的健康行为，也称为认识出不健康行为的形并建立强化管理：通过强化适时寻求心理咨询和疏导行为的认知改变，如通过奖励激励患者行为进行为改变的过程	**判断依据：** 适时寻求心理咨询和疏导行为并超过 6 个月。**应对措施：** ①护士应继续提供鼓励，帮助患者克服可能导致复发的障碍，引导患者致回顾生活的优势、生活愿景，激励患者设定新的自我管理目标；②根据患者自我管理目标的优先顺序，帮助患者设定新的自我管理目标

（续表）

目标阶段变化情况及赋值

目标条目	前意向阶段 1	意向阶段 2	准备阶段 3	行动阶段 4	保持阶段 5
情绪和认知管理 认知管理 46. 意识到自我管理有利于实现自身生活意愿的意识	**判断依据**：在未来6个月内没有意识到自我管理有利于实现自身生活意愿的打算。 **应对措施**：①对患者的行为以共情和接受，表示理解和尊重患者的感受；②确认患者没有准备改变这一事实，否则可能会引起患者的抗拒心理；③致力于理解患者，提出问题，让患者说出自己对自我管理的认识；⑤可能支持患者，并学习支持患者改变意愿的技巧和方案，观察实案例初解临床真实的场景，通过回忆上次因心衰发作入院的场面，通过对消极情感的体验，刺激患者朗解脱这种情感的方向努力	**判断依据**：准备在未来6个月采取行动。意识到自我管理有利于实现自身生活意愿。 **应对措施**：①开始鼓励患者意识到自我管理的利弊，以便帮助他理解对患者真正的障碍性的借以及哪些障碍是可以克服的；②开始针对健康进行认知管理的障碍，帮助患者了解过去意识到自我管理的积极体验，帮助患者树立他想要实现自身生活意愿的清晰愿景，指导患者了解现在没有意识到自我管理有利于实现自身生活意愿将导致的与自我管理有利于实现自身健康，加强患者的自我效能；⑤自我再评价：通过自定患者过去在工作、家庭等方面付出的努力，鼓励患者评价个人健康方面，将这种努力也应用到个人健康方面；引导患者思考：当你意识到自我管理有利于实现自身生活意愿后会成为什么样子，当前的行为又是如何与你的价值有关突的；⑥环境再评价：让患者倾听家属对于实现自身自我管理有利于实现自身生活意愿导致自身心衰而再恶化而住院时的感受	**判断依据**：准备在未来30天内采取行动，并且已经意识到自我管理有利于实现自身生活意愿。 **应对措施**：①自我解放：增加患者对于意识到自我管理有利于实现自身生活意愿的决心，得到患者对自我管理有利于实现自身生活意愿的承诺与认同信念，如自主决定签署协议书，向身边的家人好友表述意识到自我管理有利于实现自身自我管理有利于实现自身生活意愿的决心，得到他们的支持；②社会解放：利用社会政策、法律法规使患者意识到自我管理有利于实现自身生活意愿的重要性	**判断依据**：意识到自我管理有利于实现自身生活意愿的行为已经发生但于实现自身6个月。 **应对措施**：①患者意识到对自己的健康自我管理有利于实现自身生活意愿的意义（知识目标）；②患者能向护士列举哪些措施有助于患者意识到自我管理有利于实现自身生活意愿（技能目标）；③帮助患者意识到自我管理有利于实现自身生活意愿还存在困难阻碍意识到自我管理有利于实现自身生活意愿目标的实现？根据实现自身目标，提供相应的社会支持和资源，善用对意识到自我管理有利于实现自身生活意愿行为改变的社会支持，如亲友等的关怀；用可供选择的健康行为也称为刺激替代不健康行为，可以让患者实现自身自我管理有利于实现自身生活意愿目标情形并建议一些可替代的行为；⑤强化管理：通过意识到自我管理有利于实现自身生活意愿的认知行为改变，如通过奖励激励患者对意识到自身生活意愿进行行为改变的过程	**判断依据**：意识到自我管理有利于实现自身生活意愿的行为已经发生并超过6个月。 **应对措施**：①护士应继续提供鼓励，帮助患者克服可能导致复发的障碍，引导患者回顾他以往的优势、生活意愿，目标和激励措施；②根据患者设定的自我管理目标优先顺序，帮助患者设定新的自我管理目标

（续表）

目标条目	目标阶段变化情况及赋值				
	前意向阶段 1	意向阶段 2	准备阶段 3	行动阶段 4	保持阶段 5
47. 理解维持健康身体对于实现个体观的价值意义（情绪和认知管理／认知管理）	**判断依据**：在未来6个月内没有理解维持健康身体对于实现个体价值观的意义的打算。**应对措施**：①对患者评估理解维持健康的意义对接个体价值观的态度；②使用反映性倾听，表示理解和尊重患者的感受；③确认患者没有准备改变这一事实，并且不要试图让他改变，否则可能会引起患者的抗拒心理，提出问题、让患者说出自己对个体价值观的认识；⑤意识唤醒：发现并学习个体支持理解维持健康身体对于实现个体价值观的意义行为改变的事实，如通过讲述心衰案例唤醒患者改变的意识和希望，通过回忆上次因心衰发作住院的场景，刺激患者朝向脱离这种情绪感的方向努力	**判断依据**：准备在未来6个月采取行动，理解维持健康身体对于实现个体价值观的意义。**应对措施**：①开始鼓励患者评估理解维持健康的意义对接个体价值观的利弊，以便帮助他理解维持健康身体对于实现个体价值观的好处；②开始进行认知识别对于有针对性地对患者进行健康教育；③帮助患者了解哪些可能会引起他的障碍以及如何克服的障碍以及如何克服的情况口；④发现差异：指导患者了解过去理解维持健康身体对于实现个体价值观的积极体验，帮助患者树立他想要的状态的清晰愿景，指导患者了解理解维持健康身体对于实现个体价值观目前行为与良好愿景的差异，以发现自己目前理解维持健康身体对于实现个体价值观的健康，加强患者的自我效能；⑤生动解脱：体验对于实现个体价值观的健康在工作、家庭等方面付出的努力，鼓励患者回忆起实现个体价值观的消极的行为，将这种努力也应用于个人健康方面，引导患者思考：当你理解维持健康身体对于实现个体价值观的行为是如何与你实现个体价值观是什么样子。当前你倾听个体价值观理解维持健康身体对于实现个体价值观的意义而导致心衰病恶化而在住院时的感受	**判断依据**：准备在未来30天内采取行动，并且已经采取了一些准备在理解维持健康身体对于实现个体价值观的意义。**应对措施**：①自我解放：增加患者对于理解维持健康身体对于实现个体价值观的决心，得到目标认同信念，如通过签署自我管理目标激励协议书，并向身边的家人好友承诺自己理解维持健康身体对于实现个体价值观的决心；②社会解放：利用他们的支持、法律法规政策，让患者理解维持健康身体对于实现个体价值观的意义的重要性	**判断依据**：理解维持健康身体对于实现个体价值观的行为已经发生但少于6个月。**应对措施**：①患者能用自己的话说出理解维持健康身体对于实现个体价值观的意义（知识目标）；②患者能向护士列举哪些措施有助于理解维持健康身体对于实现个体价值观的意义（技能目标）；③帮助患者理解维持健康身体对于实现个体价值观还存在哪些困难阻碍理解维持健康身体对于实现个体价值观的意义的实现，寻求实现个体价值观的支持和资源？根据患者的回答，提供相应的支持和引导；善用关怀他人的心理技巧，寻求实现个体价值观的社会支持；④反条件化：也称为刺激替代，用可供选择的健康行为替代不健康行为，如亲朋好友等支持；⑤强化管理：通过强化健康行为维持健康身体对于实现个体价值观的认知改变，可以让患者说出一些不能理解维持健康身体对于实现个体价值观的认知改变，形并建议一些建议，通过强化理解维持健康身体对于实现个体价值观的意义来对患者进行奖励管理，激励患者进行改变的过程	**判断依据**：理解维持健康身体对于实现个体价值观的行为已经发生并超过6个月。**应对措施**：①护士应继续提供鼓励，帮助患者克服可能导致复发的障碍，引导患者回顾他的优势、生活愿景，目标和激励措施；②根据患者的自我管理目标的优先顺序，帮助患者设定新的自我管理目标

（续表）

目标条目	目标阶段变化情况及赋值				
	前意向阶段 1	意向阶段 2	准备阶段 3	行动阶段 4	保持阶段 5
48. 感知自我管理行为与信仰、教义间的内在联系（情绪和认知管理／认知管理）	**判断依据：** 在未来6个月内没有感知自我管理行为与信仰、教义间的内在联系的打算。**应对措施：** ①对患者的行为表示理解和尊重患者的感受；②使用反映性倾听，表示理解和抱以共情和尊重患者的态度；③确认患者没有准备改变这一事实，并且不要试图让他改变，否则可能会引起患者的抗拒心理；④致力于理解患者，提出问题，让患者说出不感知自我管理行为与信仰、教义间的内在联系的认识；⑤意识唤起感知自我管理行为改变的事实、观念和希望，如通过唤醒患者真实的场景，体验再次真实病例解释，刺激患者回忆上次因心衰发作而导致情感致病情恶化而朝解脱这种情感的方向努力	**判断依据：** 采取行动，做到感知自我管理行为与信仰、教义间的内在联系，准备在未来6个月内采取行动，做到感知自我管理行为与信仰、教义间的内在联系。**应对措施：** ①开始鼓励患者评估感知自我管理行为与信仰、教义间的联系的好处，以便帮助他理解自我管理行为，教育他理解感知自我管理行为的好处；②开始让患者进行认知改变，现在自己开始真正有针对性地对认知进行识别认知改变，以及哪些障碍以及哪些可以克服的障碍以及哪些可能会引起患者了解真正的健康教育；③帮助患者识别认知上可以克服的障碍以及哪些可能会引起患者了解自我管理行为的情况口：①发现差异：指导患者了解差异，帮助患者了解过去感知自我管理行为的积极体验，帮助患者树立自我管理行为的清晰愿景，指导患者了解他个人在联系好愿景，以及发现自己当前行为将如何应用于他的健康；⑤自我再评价：通过肯定患者过去的努力，鼓励患者过去工作，家庭等方面的自我效能，将自我管理行为也应用于个人健康方面，引导患者思考：当你感知自我管理行为会如何与你的价值观一样子，当前突然对于因其不能感知自我管理行为心衰病情恶化而再住院时的个人的感受	**判断依据：** 准备在未来30天内采取行动，并且已经做到了一些准备步骤做到感知自我管理行为与信仰、教义间的内在联系。**应对措施：** ①自我解放：增加患者对于感知自我管理行为与信仰、教义间信念，通过自主设定自我管理目标，通过签署目标协议书，并向身边的家人好友承诺自己感知自我管理行为与信仰、教义间的关系，增强心；得到他们的社会支持；②社会解放：利用政策、法律等，让患者意识到感知自我管理行为与信仰、教义间的支持与帮助，规范，增强患者自我管理行为的重要性	**判断依据：** 感知自我管理行为与信仰、教义间的内在联系的行为已经发生但少于6个月。**应对措施：** ①患者能用自我管理行为与信仰、教义间说出自己的话的内容（技能目标）；②患者能用自我管理行为对自己健康的意义（知识目标）；③帮助感知内在关系：询问患者还有哪些困难阻碍感知内在感知自我管理行为的实现？根据患者的回答，提供相应的支持和资源，善用关怀他人的心理技巧，也称为运用的内在的关怀；④反省选择健康的社会支持，如亲友等的关怀，用可供选择的健康行为或认识不健康代替，用可供选择的健康行为代替，以替代一些不健康的行为；⑤强化管理：通过强化手段控制和维持感知自我管理行为与信仰、教义间的认知与改变，如通过奖励激励患者进行认知改变的过程	**判断依据：** 感知自我管理行为与信仰、教义间的内在联系已经发生并且行为超过6个月。**应对措施：** ①护士应继续提供鼓励，帮助患者克服可能导致患者复发致使障碍，引导患者回顾以前的优势、生活愿景，目标和激励措施；②根据患者的自我管理目标优先顺序，帮助患者设定新的目标

（续表）

目标条目	前意向阶段 1	意向阶段 2	准备阶段 3	行动阶段 4	保持阶段 5
49. 采用应激管理技巧（自我放松、接受人沟通、疏导开导）（社会适应管理、情绪和认知管理）	**判断依据：**在未来6个月内没有采用应激管理技巧的打算。**应对措施：**①对患者当前的行为予以抱以共情和接受的态度，以便帮助他理解采用应激管理的好处；②确认和尊重患者的准备状态；③确认他目前真正要试图让他改变，否则可能会引起患者的抗拒心理，提出当前的情绪状况；④致力于理解问题；⑤意识唤起：发现并让患者说出自己当前的体验；⑥生动解脱：通过对消极体验朝向解脱这种情感的方向努力	**判断依据：**准备在未来6个月采用应激管理技巧。**应对措施：**①评估采用应激管理技巧的利弊，以便帮助性地理解采用应激管理的好处；②开始有针对性地对社会适应管理的健康教育，如针对患者进行心理疏导，帮助患者识别真正的障碍以及哪些障碍是可以克服的借口；③引导患者改变观念，发现并发现采用应激管理前后行为将如何改变，以发现在改变应激管理技巧前的消极体验及采用应激管理技巧时的差异；④有益于个人健康、家庭有益效能，自我效能；⑤自我再评价：让患者思考：当你成为什么样子，后以患者回忆上次因心衰发作入院的场面，引导患者反思；⑥环境再评价：让患者倾听家属对其因心衰采用应激管理技巧致住院时的感受	**判断依据：**准备在未来30天内采取行动，并且已经采取了一些准备步骤做到采用应激管理技巧。**应对措施：**①自我解放：增加患者对于采用应激管理技巧的认同信念。如通过签署自我管理目标自主决定与承诺书，并向身边的家人好友承诺自己已采用应激管理；②社会解放：利用他们的支持到社会法规等，利用政策、法律、法规等，让患者意识到采用应激管理技巧的重要性	**判断依据：**采用应激管理技巧的行为已经发生但少于6个月。**应对措施：**①患者能用自己的话说出采用应激管理技巧对自己健康的意义（知识目标）；②患者能向护士列举可以采取的应激管理技巧（技能目标）；③患者将能将采取的应激管理记录于"自我管理日志本"上：④帮助他人的回答。提供相应的支持和资源，寻求社会支持，如亲友等的关怀；⑤反条件化：也称为对激管理采用应激管理技巧或改变行为的决心，用应激管理技巧代替不能采取应激管理技巧的行为；⑥强化管理：也称为对改变行为进行奖励，通过应激激励患者进行奖励	**判断依据：**采用应激管理技巧的行为已经发生并超过6个月。**应对措施：**①护士应继续激励患者克服致复发的障碍，引导患者回顾他原有的优势、生活愿景、目标和激励措施；②根据患者的自我管理目标优先顺序，帮助患者重新制定自我管理目标

表头：目标阶段变化情况及赋值

目标条目		前意向阶段 1	意向阶段 2	准备阶段 3	行动阶段 4	保持阶段 5
社会适应和认知管理	50.寻求社会支持	**判断依据：**在未来6个月内没有寻求社会支持的打算。 **应对措施：**①对患者当前的行为抱以共情和接受的态度；②使用反映性倾听，表示理解和尊重患者的感受；③确认患者并且不要试图让他改变，否则可能会引起他者的抗拒心理，让患者说出自己当前的社会支持情况；⑤意识到寻求社会支持现有的积极意识和希望；⑥生动解脱：体验因心衰发作导致的消极情感，引导患者回忆上次因心衰发作人院的场面，通过这种消极情感的体验，测激患者朝解脱这种情感的方向努力	**判断依据：**准备在未来6个月采取行动，做到寻求社会支持。 **应对措施：**①开始鼓励患者评估寻求社会支持过程中的利弊，以便帮助他理解寻求社会支持的好处；②开始有针对性地对患者进行社会适应管理的健康教育；③帮助患者识别真正克服的障碍以及障碍是可以克服的借口；④发现差异：指导患者了解过去寻求社会支持的积极体验，帮助患者树立他想要的状态的清晰愿景，指导患者了解理想与良好愿景，将要实现目前行为以及良好愿景的差异，以发现自己目前行为与有益于自我效能、有益于他的健康、加强患者如何有定患者过去在工作、家庭等方面付出的努力，鼓励患者评价自我，将这种努力也应用于个人健康方面；⑥环境再评价：让患者意识到其社会支持倾听家属对于其因不能寻求社会支持致心衰病情恶化而再住院时的感受	**判断依据：**准备在未来30天内采取行动，并且已经采取了一些准备步骤做到寻求社会支持。 **应对措施：**①自我解放：增加患者对于寻求社会支持行为的自主决定与认同信念，如通过自我管理目标激励协议书，并向身边的家人好友承诺自己寻求社会支持的决心，得到他们的支持；②社会解放：利用政策、法律、增等方式，让患者意识到寻求社会支持的重要性	**判断依据：**寻求社会支持的行为已经发生但少于6个月。 **应对措施：**①患者能用自己的话说出寻求社会支持对自己健康的意义（知识目标）；②患者能向护士能记录于"自我管理日志本"（技能目标）；③患者还存在哪些困难阻碍寻求社会支持的实现？根据患者说出的回答，提供相应的支持和资源；⑤反馈强化：询问患者对自己健康行为的回答，也称为刺激替代，用可供选择的情形并建议一些可替代的行为，在不能认识寻求社会支持的情形下建议一些可替代行为；⑥强化管理：通过维持患者对寻求社会支持行为的认知，制和维持患者对寻求社会支持行为进行改变，如通过奖励激励患者改变，如奖励制和维持患者对寻求社会支持行为进行改变的过程	**判断依据：**寻求社会支持的行为已经发生并超过已经发生过6个月。 **应对措施：**①护士应继续提供鼓励，帮助患者克服可能导致患者恢复服的障碍，引导他回顾他的优势、生活愿势，生活愿景，目标和激励措施；②根据患者的自我管理目标优先顺序，帮助患者设定新的自我管理目标

（续表）

目标阶段变化情况及赋值

目标条目	前意向阶段 1	意向阶段 2	准备阶段 3	行动阶段 4	保持阶段 5
51. 适应心衰状态下的生活 （社会适应和认知管理 情绪）	**判断依据**：在未来6个月内没有适应心衰状态下的生活的打算。 **应对措施**：①对患者当前的行为以抱以共情和接受的态度；②使用理解和尊重患者的聆听，表示理解并反映性倾听；③确认患者没有准备改变这一事实，并且不要试图让他改变，④致力起患者的抗拒心理，提出当前问题，让患者说出自己当前的生活状态；⑤意识唤起：发现并学习能支持适应心衰状态下生活行为改变的生活技巧，如通过讲解临床真实案例唤醒患者改变的意愿；⑥生动希望：引导患者回忆上次因心衰发作付出的努力，测测患者朝解脱这种情感的方向努力	**判断依据**：准备在未来6个月采取行动，做到适应心衰状态下的生活。 **应对措施**：①开始鼓励患者评估适应心衰状态下的生活的好处；②开始有针对性地对患者进行社会适应管理的健康教育；③帮助患者识别真正克服的障碍以及哪些会引起他改变，④致力去适应心衰状态下生活的积极体验，帮助患者树立适应的决心；⑤发现自己目前行为的消极体验，以发现自己与良好愿景的差异，指导患者了解现在没去适应心衰状态下生活的事实，清晰愿景，指导患者了解适应心衰状态下生活的个人健康方面，引导患者思考：当前的生活行为也是如何与你的健康冲突的；⑥环境再评价：让患者观看所家属对于生活无法适应心衰状态而导致住院时的感受	**判断依据**：准备在未来30天内采取行动，并且已经做好了一些准备步骤做到适应心衰状态下的生活。 **应对措施**：①自我解放：增加患者对于适应心衰状态下的生活行为的自我认识与认同信念，如通过签署自我管理目标激励协议书，并向身边的家人好友承诺自己适应心衰状态下生活的决心，得到他们的支持，增强目标承诺；②社会解放：利用政策、法律、法规等，让患者意识到适应心衰状态下的生活的重要性	**判断依据**：适应心衰状态发生但少于6个月。 **应对措施**：①患者能用自己的话说出适应心衰状态下的生活的意义（知识目标）；②患者能向护士交情况记录于"自我管理日志本"上：①适应心衰状态下的生活目标还存在哪些困难？根据患者的回答，提供相应的支持和资源，善用相关的心理技巧，寻求运用对适应心衰状态下的生活行为改变的社会支持；⑤反条件化：也称为刺激替代，用可供选择的健康行为或认识出不能适应的一些情形并建议一些行为代替的过程	**判断依据**：适应心衰状态下的生活的行为已经发生并超过6个月。 **应对措施**：①护士应继续鼓励，帮助患者致复发服的障碍，引导回顾他过时常可能导致的优势、生活愿景，目标和激励措施；②根据患者的自我管理目标优先序，帮助患者设定新的自我管理的目标

（续表）

目标条目	目标阶段变化情况及赋值				
	前意向阶段 1	意向阶段 2	准备阶段 3	行动阶段 4	保持阶段 5
52. 当病情稳定时,恢复或维持一定的社交活动,如参与休闲娱乐活动、社会公益活动或宗教仪式(如教堂礼拜、上香拜佛)等 （社会适应管理 情绪和认知管理）	判断依据:在未来6个月内没有恢复或维持一定的社交活动的打算。 应对措施:①对患者当前的行为抱以共情和接受的态度;②使用理解和尊重患者的语言,表示理解和尊重患者的感受;③确认患者没有准备改变这一事实,并且不要尝试让他改变;④致力于理解患者,提出当前不恢复社交活动而导致的心理、社会活动和价值观上次不良后果。体验:⑤生动回忆上次心衰发作入院时的场景,测验并激发患者出现这种情感导向改变的方向努力	判断依据:准备在未来6个月采取行动,做到恢复或维持一定的社交活动。 应对措施:①开始鼓励患者恢复或维持一定的社交活动的好处;②开始致力于针对性地对患者进行社会适应管理及障碍的健康教育;③帮助患者识别真正可以克服的借口。发现患者的差异:④让患者了解一定的社交活动与过去的状态是否有差异,以发现自己目前行为与良好愿景的差异;⑤自我效能:肯定患者过去在工作、家庭等方面付出的努力,鼓励患者恢复一定的社交活动。⑥环境再评价:当前的行为及是否会对其他人产生影响等,引导患者的未来,将这种行为成为个人健康方面的自我。⑥环境再评价:让患者倾听家人因不恢复或维持一定的社交活动导致情绪波动的感受	判断依据:准备在未来30天内采取行动,并且已经采取了一些准备步骤做到恢复或维持一定的社交活动。 应对措施:①自我解放:帮助患者对于恢复或维持一定的社交活动认同信念,如通过签署自主决定书,并利用政策、法律法规等一定意识到恢复或维持一定的社交活动的重要性。②社会解放:利用政府告知患者国务院办公厅关于印发《中国防治慢性病中长期规划(2017—2025年)》的通知广泛宣传心理平衡等健康知识、规范慢性病防治健康科普管理	判断依据:恢复或维持一定的社交活动的行为已经发生且至少6个月。 应对措施:①患者能用自己的话说出恢复一定的社交活动对自己健康的意义(知识目标);②患者能告知护士自己目前正在进行的社交活动,如公益活动、公园下象棋、与家人旅行等(技能目标);③患者还存在哪些困难?根据患者提供的回答,提供相应的支持和资源,如问患者恢复一定的社交活动的困难在哪些困难维阻患者恢复社交活动时,护士则可为患者提供替代性的行为,如有时想到社区里别人身体健康就自卑,护士则可疏导患者当内心的感受,自己当前内心的感受,让患者说出什么,受到了自己当前内心的感受;④让患者说出不良条件化;⑤反复强化;⑥强化管理:通过评选"明星患者"形式圈里每个患者代行的行为,感觉自己衰就像是高血压,虽然不能控制,却可以正常生活,必要时可转诊至心理正常生活方式来控制的,控制好了可以进行全面的心理维持一些可取代行的行为,进行强化手段控制引发相关行为的认知改变,②控制的刺激制,社区老年活动中心的各类活动的刺激源,例如厨房、客厅等活动的地点,如厨房、客厅等,以提醒恢复或维持一定的社交活动	判断依据:关于品尝签的行为已经发生并超过6个月。 应对措施:①护士应继续提供鼓励,帮助患者克服服可能致复发的障碍,引导患者时常回顾他的优势、生活愿景,目标可能导致复发的优势、目标可能致复发的措施;②根据患者的自我管理目标优先序,帮助患者的自我管理目标 注:食盐摄入,注意食盐摄入,并已经发生超过6个月。

参 考 文 献

[1] 李小荣,李新立.强调多学科合作以优化药物和器械管理——2016 年欧洲心脏病学会急慢性心衰诊断治疗指南解读[J].中国循环杂志,2016,31(s2):129-133.

[2] Ponikowski P, Voors A, Anker S, et al. 2016 ESC Guidelines for the diagnosis and treatment of acute and chronic heart failure[J]. European Heart Journal, 2016,18(27):128.

[3] 葛均波,徐永健.内科学[M].第 8 版:北京.人民卫生出版社,2013:166-170.

[4] Bui A. L., T. B. Horwich, G. C. Fonarow, Epidemiology and risk profile of heart failure[J]. Nature Reviews Cardiology, 2011, 8(1):30-41.

[5] Go A S, Mozaffarian D, Roger V L, et al. Heart Disease and Stroke Statistics—2Update A Report From the American Heart Association[J]. Circulation, 2013, 127(1):E6-E245.

[6] Mozaffarian D, Benjamin E J, Go A S, et al. Executive Summary:Heart Disease and Stroke Statistics — 2016 Update:A Report From the American Heart Association [J]. Circulation,2016, 133(4):447.

[7] Gheorghiade M, Braunwald E. Hospitalizations for heart failure in the United States — a sign of hope[J]. Jama the Journal of the American Medical Association, 2011, 306(15):1705-6.

[8] 中华人民共和国国家统计局.2017 中国统计年鉴[E]. http://www.stats.gov.cn/tjsj/ndsj/2017/indexch.htm.

[9] 陈伟伟,高润霖,刘力生,等.《中国心血管病报告 2017》概要[J].中国循环杂志, 2018,33(01):1-8.

[10] Cook C, Cole G, Asaria P, et al. The annual global economic burden of heart failure[J]. International Journal of Cardiology, 2014, 171(3):368-376.

[11] 中华医学会心血管病学分会,中华心血管病杂志编辑委员会.中国心衰诊断和治疗指南 2014[J].中华心血管病杂志,2014,42(2):3-10.

[12] 杜世正,袁长蓉.自我管理模式的研究实践进展及思考[J].中华护理杂志,2009, 44 (11):1048-1051.

［13］ 蔡新秀.激励理论在现代企业管理中的运用分析［J］.现代商贸工业,2012(12)：91-92.

［14］ 王怡君,金园园,郭海燕,等.老年慢性心衰患者跨文化自我管理健康行为变化激励目标框架的构建［J］.中华现代护理杂志,2018,24(10)：1123-1130.

［15］ Wu J R, Moser D K, Lennie T A, et al. Medication adherence in Patients who have heart failure：a Review of the literature［J］. Nurs Clin North Am. 2008,43：133-153.

［16］ Moser D K, Heo S, Lee K S, et al. 'It could be worse … lot's worse!' Why health-related quality of life is better in older compared with younger individuals with heart failure［J］. Age & Ageing, 2013,42(5)：626-32.

［17］ 施小青,曹伟新,吴蓓雯,等.心衰病人自我管理量表的初步构建［J］.护理研究,2012,26(12)：3347-3350.

［18］ Dekker R L, Lennie T A, Doering L V, et al. Coexisting anxiety and depressive symptoms in patients with heart failure ［J］. European Journal of Cardiovascular Nursing Journal of the Working Group on Cardiovascular Nursing of the European Society of Cardiology, 2014,13(2)：168-176.

［19］ 夏丽娜.临床护理路径在慢性心衰患者中的应用［J］.中国当代医药,2013,20(15)：120-121.

［20］ 陈黎明,刘晶,张婧,等.慢性心衰患者认知情绪调节、生活质量与焦虑抑郁的研究［J］.中国循环杂志,2017,32(10)：956-959.

［21］ 吴学勤,张玲,刘晓阳,等.慢性心衰病人抑郁原因的质性研究［J］.护理研究,2017,31(14)：1738-1740.